消化内镜手术及常见并发症防治策略
Complication of Endoscopic Resection:
Prevention and Therapy

消化内镜手术及常见并发症防治策略

Complication of Endoscopic Resection: Prevention and Therapy

主　编　姚礼庆　周平红　钟芸诗

编　者（以姓氏笔画为序）

马丽黎　朱俊宇　任　重　刘靖正　齐志鹏
李全林　时　强　张　晨　张　震　张轶群
陈　涛　陈世耀　陈巍峰　武逸人　周平红
胡健卫　钟芸诗　姚礼庆　秦文政　徐美东
黄　媛　蔡世伦　蔡明琰

秘　书　李　剑　李旭全

人民卫生出版社

图书在版编目（CIP）数据

消化内镜手术及常见并发症防治策略 / 姚礼庆，周平红，钟芸诗主编 . —北京：人民卫生出版社，2015

ISBN 978-7-117-20926-7

Ⅰ. ①消…　Ⅱ. ①姚…　②周…　③钟…　Ⅲ. ①内窥镜 – 应用 – 消化系统疾病 – 外科手术②消化系统疾病 – 外科手术 – 并发症 – 防治　Ⅳ. ①R656.6

中国版本图书馆 CIP 数据核字（2015）第 158589 号

| 人卫社官网 | www.pmph.com | 出版物查询，在线购书 |
| 人卫医学网 | www.ipmph.com | 医学考试辅导，医学数据库服务，医学教育资源，大众健康资讯 |

消化内镜手术及常见并发症防治策略

主　　编：姚礼庆　周平红　钟芸诗
出版发行：人民卫生出版社（中继线 010-59780011）
地　　址：北京市朝阳区潘家园南里 19 号
邮　　编：100021
E - mail：pmph @ pmph.com
购书热线：010-59787592　010-59787584　010-65264830
印　　刷：三河市宏达印刷有限公司
经　　销：新华书店
开　　本：787 × 1092　1/16　印张：12.5
字　　数：281 千字
版　　次：2015 年 10 月第 1 版　2015 年 10 月第 1 版第 1 次印刷
标准书号：ISBN 978-7-117-20926-7/R · 20927
定　　价：118.00 元
打击盗版举报电话：010-59787491　E-mail：WQ @ pmph.com
（凡属印装质量问题请与本社市场营销中心联系退换）

主编简介

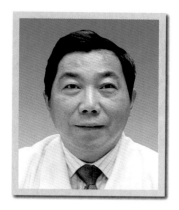

姚礼庆，1952年3月生。1978年毕业于上海医科大学，现任复旦大学附属中山医院普外科主任医师、教授，博士研究生导师，内镜中心主任，复旦大学内镜诊疗研究所所长，上海市内镜诊疗工程技术研究中心主任，复旦大学大肠癌研究中心顾问。现兼任中国医师协会内镜分会副会长，中华消化内镜学会委员，全国医师定期考核消化内镜编辑专业委员会主任委员，外科学组组长，上海消化内镜学会前主任委员，上海市医师协会消化病分会副会长，全国及上海市医疗事故鉴定委员会委员，《中华胃肠病杂志》、《中华消化内镜杂志》等13本杂志编委。获得中国内镜杰出领袖奖，2001年"上海市职工技术创新能手"荣誉称号、2002年上海市"优秀发明成果三等奖"，2003年上海市"优秀发明成果二等奖"，2008年复旦大学校长奖，2010年上海市世博先进个人奖，2010年获上海市医学科技一等奖、三等奖各一项，2011年获上海医学科技奖三等奖、华夏医学科技奖三等奖等奖项，2013年获上海医学科技奖（成果推广）、上海科普教育创新奖二等奖，专利二项，卫生部和上海市课题七项，发表医学论文120余篇，其中，SCI收录近30篇，科普文章80篇，并担任《现代内镜学》、《现代胃肠道肿瘤诊疗学》、《内镜黏膜下剥离术》等15本专著主编，是国内著名的内镜外科专家，在内镜微创外科、结直肠癌外科诊治和吻合器治疗重度痔疮（PPH）方面经验丰富，处于国内领先水平。

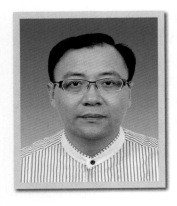

周平红,医学博士,博士研究生导师,担任复旦大学附属中山医院普外科主任医师,内镜中心副主任。上海市卫生系统优秀学科带头人、上海市医务职工科技创新能手。兼任美国消化内镜学会(ASGE)国际委员会委员、咨询专家(ACE),印度消化内镜学会(SGEI)终身荣誉会员,欧洲消化内镜学会(ESGE)会员、日本消化内镜学会(JGES)国际会员,中国抗癌协会肿瘤内镜学专业委员会委员,海峡两岸医药卫生交流协会消化病学专家委员会常务委员,上海市医学会消化内镜学专科委员会副主任委员、ESD学组组长,上海市中西医结合学会消化内镜学专科委员会副主任委员。《American Journal of Digestive Disease》、《UEG Journal》、《Hepato-Gastroenterology》、《World Journal of Gastroenterology》、《World Journal of Gastrointestinal Endoscopy》《MEDtube Science》《中华消化内镜杂志》《中华胃肠外科杂志》、《中华临床医学杂志》、《中华诊断学杂志》、《医学参考报——消化内镜频道》等期刊编委。

擅长胃肠道肿瘤的内镜微创和外科手术治疗。创造性的开展了几项世界领先的微创切除新方法;30多个国家、地区大会演讲和手术演示,足迹遍布世界各地,吸引全球各国内镜专家前来观摩学习。

组织、主持7届中日ESD高峰论坛。主编《内镜黏膜下剥离术》、《消化内镜切除术》、《Atlas of Digestive Endoscopic Resection》专著3部,医学视听教材5部,发表医学论文百余篇。荣获2010年上海市医学科技进步一等奖,2011年上海市科技进步三等奖,2012 APDW Presidential Award,2013 UEGW Free Oral Presentation Award,2014 DDW Cook Medical Marsha Dreyer Award,2014中华医学科技进步一等奖。

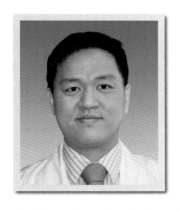

钟芸诗，1978年1月生，医学博士，复旦大学附属中山医院普外科、内镜中心副主任医师，副教授，硕士研究生导师。中国青年科技工作者协会第五届会员代表大会会员，2011年上海市卫生系统百名优秀青年人才、2012年上海市科委启明星计划资助人才，2012年复旦大学"卓学人才计划"重点培养对象，2013年上海市人事局人才基金重点资助对象，2014年上海市徐汇区领军人才。中华医学会消化内镜分会青年委员会委员，中华肿瘤学会青年委员会副主任委员、中国医师协会外科医师分会结直肠外科医师专业委员会委员，中国抗癌协会大肠癌专业委员会青年委员、中国抗癌协会癌转移专业委员会青年委员、上海市消化内镜学会青年委员、上海市消化内镜学会大肠镜学组副组长，复旦大学内镜诊疗研究所成员，复旦大学大肠癌诊治中心核心成员。《中华胃肠外科杂志》、《中国现代医学杂志》、《中华结直肠疾病杂志(电子版)》、《中华临床医师杂志》和《中国癌症杂志》编委。2009年赴香港进修腹腔镜和内镜联合治疗技术，2010年赴中国台湾进修结直肠癌的腹腔镜手术治疗，在国内最早开展了急性结直肠梗阻的内镜引流术、腹腔镜和内镜联合治疗消化道肿瘤，累计完成内镜黏膜下剥离术治疗消化道早期癌和黏膜下肿瘤3000余例、ERCP 3000余例、贲门失弛缓症的经口内镜肌切开术(POEM)100例、腹腔镜手术100余例，发表SCI论文18篇(IF>40分)，中华系列杂志50余篇，主编著作2本，参编著作6本。先后获得2013年明治乳业科学奖、2011年教育部科技进步一等奖、2012年上海市科技进步一等奖、2010年上海市医学科技一等奖，2007年中华中医药学会科学技术奖二等奖等科技奖励。承担了国家自然科学基金青年基金、上海市科委和上海市卫生局基金5项。

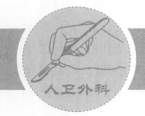

人卫外科

复旦大学附属中山医院成立于 1937 年,经过近 80 年的发展,形成了一系列在国内外具有影响力的学科,如声名在外的"心肝宝贝"(心脏科和肝肿瘤科)等,近年来,消化内镜这一微创技术在中山医院蓬勃发展,在中华外科学会副主任委员秦新裕教授的关怀下,在姚礼庆和周平红教授的带领下,创造了多项全国第一,甚至是世界第一,如中国第一例内镜黏膜下剥离术(endoscopic submucosal resection, ESD)、世界上第一例内镜黏膜下挖除术(endoscopic submucosal excavation,ESE)、世界上第一例内镜全层切除术(endoscopic full thickness resection, EFTR)、世界上第一例内镜经黏膜下隧道肿瘤切除术(submucosal tunnelling endoscopic resection, STER)和世界上最多的 POEM 手术(单中心超过 2500 例)。如此多的"第一",伴随的是新兴事物成长过程中一定会出现的并发症和不良事件,在处理这些并发症的过程中,内镜中心积累了大量的经验,而这些经验是一种财富、一种学问,为此,姚礼庆教授和钟芸诗教授合力编撰了此书,希望能成为工作于临床第一线的内镜医师、消化科医师、普外科医师的良师益友。

纵观国内外的内镜诊治的相关书籍,多为某一种疾病的诊断、治疗和最新进展,很少有书籍能关注内镜治疗并发症的防治这一专题,而后者正是广大临床工作者非常关心的问题之一,本书的编写以解剖结构为篇章单位,而在每个解剖部位的篇章内又按照手术的类型分为了 ESD、ESE 和隧道内镜技术,从一个立体的层面介绍了各种常见疾病的内镜治疗原则和并发症防治策略,并结合中山医院内镜中心超过 8000 例次内镜切除病例和超过 2500 例次 POEM 手术的经验,给广大读者展现了一幅立体、鲜活的学习资料,相信一定能成为广大读者的"万宝书"。

欣读此书,特作序,祝贺本书出版发行顺利。

樊 嘉

2015 年 6 月,于上海

序2

近年来,消化内镜技术得到了迅猛发展及改进,消化内镜在消化道疾病的诊断和治疗中的价值越来越被人们所认可,尤其是随着内镜黏膜切除术(endoscopic mucosal resection,EMR)和内镜黏膜下剥离术(endoscopic submucosal resection,ESD),及在此基础上创新出的内镜黏膜下挖除术(endoscopic submucosal excavation,ESE)、内镜全层切除术(endoscopic full thickness resection,EFTR)、内镜经黏膜下隧道肿瘤切除术(submucosal tunneling endoscopic resection,STER)和内镜下食管肌层切开术(peroral endoscopic myotomy,POEM)等治疗手段的出现,越来越多的消化道疾病得到及时的内镜微创治疗。这些微创治疗技术因其创伤小、康复快、费用低等优点,深受医患欢迎。

复旦大学附属中山医院内镜中心医疗团队,在姚礼庆和周平红教授的带领下在治疗消化道早期癌和黏膜下肿瘤方面做了大量的临床工作,在国内外发表了许多文章,积累了丰富的临床治疗经验和体会。最近姚礼庆教授、周平红教授和钟芸诗副教授组织该中心内镜医师结合自己的心得体会,编写了这部《内镜切除术常见并发症防治策略》。该书文字简练,图文并茂,从立体的层面介绍了各种常见疾病的内镜治疗原则及并发症防止策略等各方面内容,深入浅出,为工作于临床第一线的内镜医师、消化科医师、普外科医师深入开展各种内镜切除术提供了宝贵的参考经验。

相信不久的将来,内镜微创治疗技术会在我国普及并吸引更多的医师从事内镜的微创治疗,为患者带来更大的福音。我有幸在浏览全书并为此书作序,深感此书内容新颖,理论性、实用性和可读性俱佳,是国内第一本专门介绍内镜切除术常见并发症的专著,我热忱推荐给广大内外科从事内镜的工作者。相信此书一定会提高我国消化道疾病的内镜治疗水平。

葛均波

2015 年 8 月,于上海

前　言

近年来，消化内镜技术蓬勃发展，以治疗消化道早期癌和癌前病变为特色的内镜黏膜切除术（endoscopic mucosal resection, EMR）和内镜黏膜下剥离术（endoscopic submucosal resection, ESD）逐渐在我国开展，并在此基础上创新出用于治疗消化道黏膜下肿瘤（submucosal tumors, SMTs）的内镜黏膜下挖除术（endoscopic submucosal excavation,ESE）、内镜全层切除术（endoscopic full thickness resection, EFTR）、内镜经黏膜下隧道肿瘤切除术（submucosal tunnelling endoscopic resection, STER）和治疗贲门失弛缓的内镜下食管肌层切开术（peroral endoscopic myotomy, POEM）。随着新兴技术的发展和进步，如何防止术中和术后的并发症，提高手术的安全性逐渐引起人们的关注。复旦大学附属中山医院内镜中心作为国内开展 ESD 技术最早的单位，年完成各类内镜切除术 2500 余例，累计超过 8000 例次，POEM 手术累计超过 2500 例次，在围术期处理上积累了大量的经验，为此我们编撰此书，以飨读者。

本书的编写以解剖结构为篇章单位，包括了食管、胃、十二指肠和结直肠，而在每个解剖部位的篇章内又按照手术的类型分为了 ESD、ESE 和隧道内镜技术，从一个立体的层面介绍了各种常见疾病的内镜治疗原则和并发症防治策略，具有实用性、科学性、便于检索等特点。此外，本书在每一章最后增加了病例汇总一节，以生动的病例处理过程，讲述了各种情况如穿孔、出血、狭窄等并发症的预防和处理，深入浅出，结合最新的文献资料，实现了理论结合实际、临床经验结合循证医学的目的，非常适合于工作于临床第一线的内镜医师、消化科医师、普外科医师学习借鉴。

本书编撰过程中得到了中山医院内镜科、普外科和消化科同仁的帮助和关心，特此表示感谢。

姚礼庆　周平红　钟芸诗
2015 年 6 月，于上海

9

人卫外科

目 录

第二篇　胃疾病内镜治疗并发症的防治

第三篇　十二指肠疾病内镜治疗并发症的防治

第四篇　结直肠疾病内镜治疗常见并发症的防治

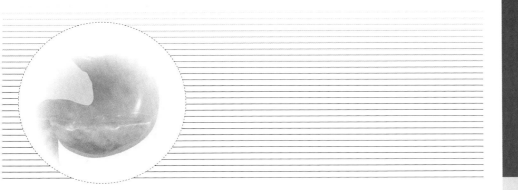

第一篇

食管病变内镜切除术
常见并发症的防治

第一章　食管黏膜病变内镜治疗

第一节　食管癌前病变和早癌

一、食管癌前病变

与其他恶性肿瘤一样,食管黏膜在出现癌变以前,会经过一个相当长的演变阶段,即癌前病变。食管癌的癌前病变是鳞状上皮细胞不典型增生,沿轻度 - 中度 - 重度不典型增生 - 原位癌依次发展,并继续发展成累及不同深度的浸润癌。任何一种癌前病变都分为三个发展方向:①病变稳定,多年不变;②逆转为较轻的病变或好转;③发展为浸润癌。

(一)病理学

根据不典型增生病变累及上皮层内的不同程度分为三级,并据以评价癌前病变的严重程度:①轻度不典型增生(mild dysplasia):异型增生细胞主要分布在鳞状上皮的基底部分,不超过上皮全层的下 1/3。轻度不典型增生为可逆转性病变。②中度不典型增生(moderate dysplasia):异型增生细胞累及上皮中层,偶见出现在上皮的表层,但病变主要局限于上皮中层或不超过全层的下 2/3,表层细胞分化成熟,排列规则。在食管癌高发人群,中度不典型增生性病变的发生比例显著高于一般人群,应视为密切随访人群。③重度不典型增生(severe dysplasia)和原位癌:为尚未突破基底膜的上皮全层癌变的同义词,是真正意义上的几乎不可逆转的癌前病变。组织学诊断标准为,上皮全层或几乎全层被异型增生的细胞所取代,不除外有时表面仍可见有成熟分化的表层细胞;上皮基底膜结构完整清晰。

(二)常见的癌前病变

1. 食管慢性炎　慢性食管炎是食管鳞状细胞癌的高发地区人群中最常见病变,其特征为黏膜的糜烂或溃疡形成,伴有黏膜上皮的萎缩和角化不良,基底细胞增生,固有膜呈乳头状伸入表皮层,伴黏膜下充血和炎性细胞浸润,在此基础上可出现上皮的异型增生和癌变。

食管炎是组织学的诊断,在炎症情况下,内镜检查可见黏膜发红、粗大、表面有炎性渗出物,黏膜脆性增加,触之易出血,齿状线模糊,黏膜血管紊乱;较严重的病例黏膜上皮脱落、坏死,形成出血点、糜烂,甚至溃疡;重度食管炎可出现食管狭窄及 Barrett 食管。诊断食管炎必须有黏膜破损,如有出血点、糜烂、溃疡等改变,不能仅凭黏膜色泽改变,炎症必然有黏膜红肿,但黏膜红肿不一定意味有炎症。

根据中国反流性食管炎试行方案诊断(中国烟台会议分类法,1999 年),共分 4 级:0 级为正常(可有组织学改变);Ⅰ级:点状或条状发红,糜烂,无融合现象;Ⅱ级:有条状发红、糜烂,并有融合,但非全周性者;Ⅲ级:病变广泛,发红、糜烂融合呈全周性,或溃疡形成。存在食管狭窄等并发症即分入Ⅲ级。国内陶德明等对46 161例食管上皮正常、增生的癌变率的研究显示重度不典型增生癌变率为38.9%,平均癌变时间3年7个月。有学者建议,食管上皮高度不典型增生患者可以进行局部黏膜切除或每3个月一次的内镜活检随访。

2. Barrett食管　Barrett食管(Barrett esophagus,BE)是指食管的复层鳞状上皮被化生的柱状上皮所替代的一种病理现象。国外研究发现,BE发生食管腺癌的危险是正常人群的30~125倍,BE出现异型增生被认为是腺癌发生的重要预示。因BE与食管腺癌的发生密切相关,为食管癌前病变之一,近年来受到广泛重视。

BE的形成系长期的胃内容物反流入食管持续刺激食管黏膜,食管鳞状上皮表面细胞损伤脱落后,残留的基底细胞中的多能干细胞发生多向分化,化生为耐酸的柱状上皮。BE主要组织学改变为正常食管复层鳞状上皮由柱状上皮替代,黏膜固有层常有充血、水肿、炎症细胞浸润和纤维化,但黏膜下及肌层正常。BE的柱状上皮有3种类型,第一型为胃底或胃体型黏膜;第二型为交界型黏膜,以贲门黏液腺为特征;第三型为特化型(specialized columnar metaplasia,SCM),即肠型黏膜,表面为绒毛状,含杯状细胞,为不完全性肠化生。

BE患者的症状主要由反流性食管炎引起,化生黏膜本身不引起症状。诊断主要依靠辅助检查,其中最常用且最可靠的方法是内镜下活检。

BE在内镜下的典型表现为食管下段粉红或白色的光滑鳞状上皮中出现柱状上皮区,呈天鹅绒样红色斑块,常较正常胃黏膜更红(图1-1)。BE红斑形状不一,呈绒状,亦可光滑或呈结节状,与鳞状上皮分界明显。BE黏膜长度达到或超过3cm的称为长段BE(long segment Barrett esophagus,LSBE),短于此者为短段BE(short segment Barrett esophagus,SSBE)。BE患者中约40%发生食管狭窄,病变后期胃镜很难通过。内镜下见胃食管交界处(GEJ)以上的食管下段正常的黏膜中有红色斑片,在该处取活检行病理检查为有化生的柱状上皮,即可诊断为BE。BE的确诊要靠组织学检查发现化生的柱状上皮。内镜下BE可分为3型:①全

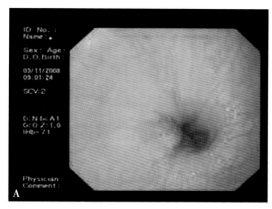 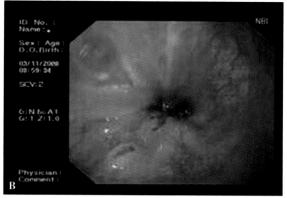

图1-1　Barrett食管内镜表现

A.内镜下见食管下段红色斑块;B.NBI下病灶清晰可见

周型:红色黏膜由胃向食管延伸,累及全周,与胃黏膜无明显界限,不伴食管炎或狭窄时多单纯表现为齿状线上移,但形状不规则;②岛型:齿状线以上出现一处或多处斑片状红色黏膜,与齿状线不连,多为圆形或椭圆形;③舌型:齿状线局限舌形向上突出,红色黏膜呈半岛状。舌型 BE 若长度很短则内镜下不易发现。

BE 发生食管癌的危险性较普通人群明显为高,因此主张对 BE 进行内镜监测,即定期内镜随访、多点活检组织病理学检查。异型增生是 BE 癌变的先兆,但异型增生无特征性的内镜表现,确定常需依靠活检病理检查,在 BE 区域内多象限小间隔活检,必要时大块活检可以提高异型增生的发现率。近来有报道内镜荧光法可增加活检检测 BE 异型增生的阳性率,患者服 5- 氨基乙酰丙酸(5-ALA)后,因异型增生的上皮可积聚原卟啉,经内镜导入的蓝色光照射可诱发出红色荧光,在此处活检阳性率更高。对 BE 患者进行内镜监测非常重要,特别对肠上皮型 LSBE,尤伴有轻度异型增生者应 3~6 个月内镜复查一次,若连续两次内镜监测未发现异型增生或异型增生无进展,则可延长复查间隔至 1~2 年,而中、重度异型增生者应缩短复查间隔至 1~2 个月。

3. 其他癌前疾病　食管癌的癌前疾病还包括缺铁性咽下困难综合征(Plummer-Vinson syndrome)、掌跖角化症(Howell-Evans syndrome)和贲门失弛缓症等。

二、食管早癌

凡局限于食管黏膜内及黏膜下层的食管癌称为早期食管癌,包括原位癌(Tis)、黏膜内癌和黏膜下浸润癌(T_1),其自然生存率(未治疗)为 40%~70%。故及早发现和检出食管癌前病变,可有效预防和早期发现食管癌;一旦确诊为早期食管癌,应采取相应的治疗措施,以免贻误治疗时机。

食管癌是我国的常见恶性肿瘤之一,病因未明。食管鳞状上皮细胞增生和食管癌密切相关,食管癌高发区食管上皮增生的发生率较高,食管上皮增生特别是不典型增生应视为食管癌前病变,列为重点防治对象。

(一) 形态分类

凡局限于食管黏膜内及黏膜下层的食管癌称为早期食管癌,主要特征为局限性充血、浅表糜烂、粗糙不平等黏膜浅表病变(图 1-2),与食管良性病变不易鉴别。有学者对高发区大样本高危人群行内镜检查后把早期食管癌形态分为 4 个类型

1. 充血型　病变区黏膜平坦,表现为小片状不规则充血,与正常黏膜界限不清,质脆,触之易出血,管腔壁蠕动正常。多经脱落细胞学普查发现,内镜检查容易遗漏。

2. 糜烂型　最常见,约占 45%;病变黏膜在充血基础上出现中央轻度凹陷,边界清晰,呈不规则的地图样,有点、片状糜烂或浅溃疡。表面覆薄苔,质脆,管腔尚柔软。

3. 斑块型　病变黏膜变白,表面轻度隆起,粗糙不平,呈颗粒样改变,质脆,较大病灶可伴有浅表溃疡。浸润深度较前两种深,但管壁扩张度正常。

4. 乳头型　最少见,约占早期食管癌的 3%;病变黏膜不规则增厚,呈乳头样,小结节息肉样隆起,直径小于 1cm,基底宽,表面充血、糜烂,偶有出血。

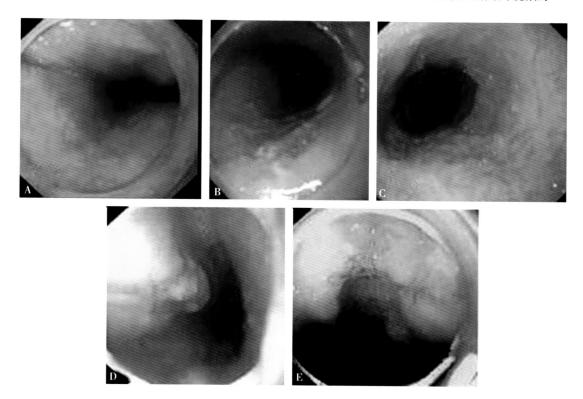

图 1-2　各型早期食管癌内镜表现
A. 充血型；B. 糜烂型；C. 斑块型；D. 乳头型；E. 溃疡型

（二）常用的诊断方法

　　早期癌灶比较小，应重视内镜下活检，尤其是首块活检宜选择最可疑部位，并多点、多块取检，提高活检的阳性率。为提高食管早癌的检出率，常采用以下特殊内镜检查方法。

　　1. 染色内镜　染色内镜，又称色素内镜，指通过各种途径（口服、直接喷洒、注射）将色素染料导入内镜下要观察的黏膜，使病灶与正常黏膜颜色对比更明显，有助于辨认病变并针对性的活检（图 1-3）。目前常用以下染色剂：①复方碘溶液（Logul 液）染色法：常用浓度 1.2%~1.5%，正常鳞状上皮细胞含大量糖原，遇碘反应呈棕褐色；而糖原被癌细胞或异型细胞消耗尽时不出现碘反应，即不着色（图 1-4~ 图 1-8）。一般 3~5 分钟后退色，故活检需迅速、准确。但在食管良性溃疡、炎症、不典型增生等病变时，由于上皮细胞的不同程度损害也可呈淡染或不染色，故这一方法对鉴别食管良恶性病变缺乏特异性。②甲苯胺蓝染色法：甲苯胺蓝为亲肿瘤细胞核的染料，可以浸透 5~6 层细胞深度，染成蓝色，周边正常黏膜不着色；对于食管炎症、BE、肿瘤可呈由浅到深的染色；但根据染色程度无法区分癌变和重度不典型增生。③甲苯胺蓝 - 复方碘双重染色法：利用不同染料的不同作用原理，可以弥补单一染色的不足，对食管病变的观察更为准确。复方碘染后癌灶呈不着色，与甲苯胺蓝进行双重染色后，蓝色区为肿瘤病灶，棕褐色为正常黏膜，两种颜色之间为浸润区；故双重染色法有助于确定

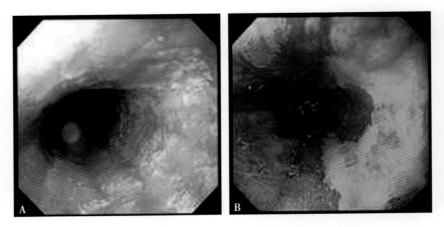

图 1-3　早期食管癌 Logul 液染色后改变
A. 内镜下见食管中段黏膜粗糙；B. Logul 液染色后，病变不染，边界清晰

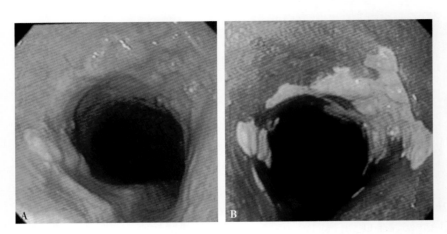

图 1-4　早期食管癌，结节样隆起区域（Ⅰ）碘不染

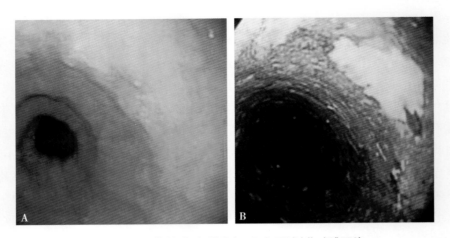

图 1-5　早期食管癌，轻微隆起、白色区域（Ⅱa）碘不染

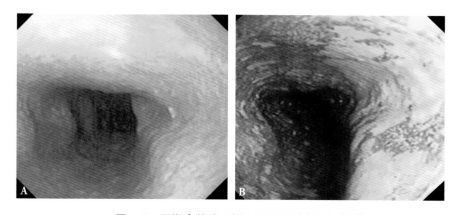

图 1-6　早期食管癌,稍红、平坦区域(Ⅱb)碘不染

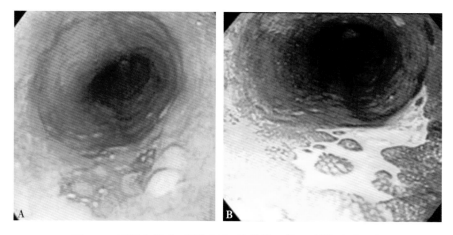

图 1-7　早期食管癌,轻微凹陷、结节样不整区域(Ⅱc)碘不染

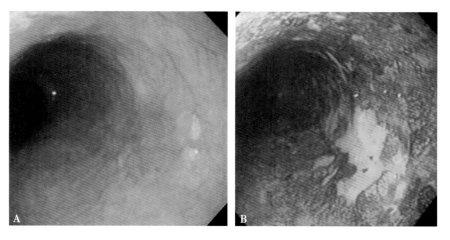

图 1-8　早期食管癌,微红凹陷、微白隆起区域(Ⅱc+Ⅱa)碘不染

病灶的性质及浸润范围。

2. 超声内镜　超声内镜（endoscopic ultrasonography，EUS）通过显示肿瘤侵犯食管壁 5 层结构的深度和范围，周围器官和淋巴结有无转移，对病灶进行定性诊断，被认为是目前对食管癌 TNM 分期最准确的方法之一，为食管癌分型、分期和制订治疗方案提供依据。

EUS 通过观察纵隔、贲门淋巴结可以判断转移的可能性。淋巴结 <5mm，很少发生转移；淋巴结 >10mm，若为圆形 50% 以上发生转移，若为椭圆形大约 15% 转移阳性。

对于食管早癌，EUS 的意义在于精确区分癌灶浸润深度，即鉴别黏膜内癌和黏膜下癌。黏膜内癌指鳞癌细胞呈条索状或团块状突破上皮基底膜，向下浸润性生长达固有膜或浸润黏膜肌层（图 1-9），淋巴结转移相对少，可行内镜下治疗进行根治；而黏膜下癌指癌细胞群突破基底膜向下穿透黏膜肌层达黏膜下层（图 1-10），部分已有淋巴结转移，内镜下治疗存在一定难度与风险，手术治疗为最佳选择。

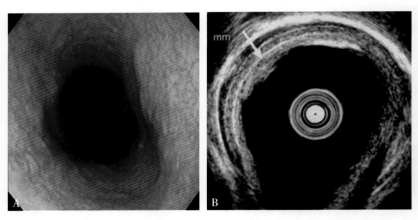

图 1-9　食管黏膜内癌
A. 食管扁平隆起（Ⅱa）；B. EUS 下低回声病灶局限于黏膜层

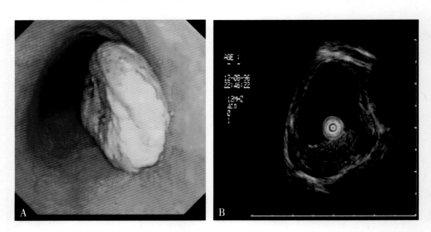

图 1-10　食管黏膜下癌
A. 内镜下见食管肿块；B. EUS 下低回声病灶来源于黏膜层，侵犯黏膜下层

3. 放大内镜　放大内镜兼有常规内镜和放大观察双重功能,它可以将常规内镜所见的病变放大 35~170 倍再进行观察,可重点观察隐窝、腺管开口形态或黏膜下血管形态,然后在局部酌情喷洒 Logul 溶液或甲苯胺蓝,以使病变在放大内镜观察下更加清晰,故又称放大色素内镜。利用放大内镜的放大效应和上皮细胞对色素的内吞作用,观察食管上皮细胞的细微结构,对早期黏膜病变的诊断效果明显优于普通胃镜。研究认为,放大色素内镜有助于识别 BE 柱状上皮中出现的肠上皮化生和高度不典型增生的部位,是提高肠上皮化生检出率和检测黏膜是否出现高度不典型增生的有效工具,为早期食管癌的检出提供一种快捷、无创并准确的检查手段。

4. 内镜窄带成像术　窄带成像术(narrow band imaging,NBI)是一种新兴的内镜技术,利用滤光器过滤掉内镜光源所发出的红蓝绿光波中的宽带光谱,仅留下窄带光谱用于诊断消化道各种疾病。其主要临床用途是首先从较远的视野发现病变,确定病变范围(图 1-11),然后近距离放大以识别黏膜细微形态和毛细血管模式的改变,鉴别病变性质。一项对 Barrett 上皮 pit pattern 和上皮内血管模式的观察,以判断异型增生程度的临床研究结果显示:上皮化生的血管模式主要为规则绒毛状或脑回状(80%),或平坦的黏膜中有规则的分支状血管(20%);而上皮内瘤变形成则表现为 pit pattern 不规则或中断,不规则的血管模式和出现异常的血管,所有的上皮内瘤病例至少有 1 项异常,85% 病例有 2 项或更多的异常。异常越多表明异常增生的等级越高。NBI 加放大内镜诊断敏感性为 94%,特异性为 76%,其阳性预测值为 0.64,阴性预测值为 0.98。

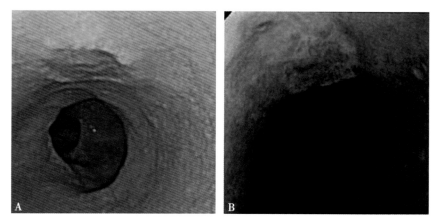

图 1-11　食管中段早癌 NBI 观察
A. 内镜下见食管中段浅溃疡;B. NBI 下病灶清晰可见

5. 荧光内镜　利用彩色成像技术,以氮 - 镉激光、氪激光为激发光源,有的辅以光敏剂加强肿瘤色带,用高敏摄像机摄取人体组织红和绿色谱,取得谱区荧光,利用成像颜色的差别区分良、恶性。荧光内镜诊断恶性肿瘤是一种既能定位诊断又有指导医生取活组织检查的有效诊断手段。有研究表明其对早期癌灵敏度高,尤其对癌前病变即不典型增生的检出率大大优于常规的诊断方法,符合率可达到 95%。可能原因是早期癌,特别是癌前病变处于新生期,血供丰富,卟啉代谢旺盛,因此敏化荧光也最强。Nipsuj 等对一组疑似早期食管癌的患者进行荧光内镜检查,发现对活检标本中度和重度不典型增生灶检出率,普通内镜为 0.7%,荧光内镜为 8.3%;对低度不典型增生灶检出率,普通内镜为 19.1%,荧光内镜为 26.6%。与内镜活检相比,荧光内镜诊断早期食管癌具有快捷、一次多点检测、能减少样本误差、显著缩短检查时间等优点。

第二节　常用手术方法

一、内镜黏膜切除术

内镜黏膜切除术(endoscopic mucosal resection,EMR)适用于较小的平坦型病变,切除侧向发育型肿瘤(laterally spreading tumor,LST)尤为适用,具有创伤小、安全性高、术后并发症少的优点,且能完整回收组织标本,并对切除是否完全进行准确的组织学评判。具体方式为:黏膜下注射后,圈套器直接圈套隆起病变和周围正常组织,收紧圈套器,高频电切除。

二、黏膜分片切除术

即黏膜分片切除术,适用于直径在 20~30mm 的较大的平坦型病变。对于很大的病变,EPMR 操作难度很大,要求术者具备较高的技巧,而且 EPMR 切除的组织标本体外拼接困难,不易进行根治评估,易导致病变残留和复发。

三、内镜黏膜下剥离术

食管具有以下特征,增加了管腔内的操作难度:①食管壁的固有肌层外没有浆膜层,比胃壁薄;②脊椎、气管及主动脉的外压性生理性改变;③心脏的律动及呼吸性的运动。

食管黏膜病变在行内镜黏膜下剥离术(Endoscopic Submucosal Dissection,ESD)治疗前,先予卢格氏液染色或在 NBI 下确定病变范围及边界,术中应尽量吸净多余试剂,避免引起患者误吸,明确病变范围后直接电凝标记。由于食管黏膜层较薄,电凝标记功率宜小。在食管的 ESD 操作过程中,仍遵循标记 - 黏膜下注射 - 黏膜预切开 - 黏膜下剥离 - 创面处理的顺序(图 1-12)。由于食管的特殊性,注射针头不宜过长,以免注射液体至腔外,造成纵隔炎症;黏膜预切开要深至黏膜下层,否则操作过程中较易造成出血(图 1-13);边剥离边止血在食管内显得特别重要,电凝止血时尤其警惕电灼穿孔。术中一旦出现穿孔发生皮下气肿,必须吸尽胃腔和食管腔内的气体和液体,术后禁食并胃肠减压,静脉使用抗生素预防纵隔感染。X 线检查了解纵隔气肿及气胸情况,必要时于第 4、5 肋间腋中线置管引流。切除病变后的食管创面和黏膜标本,再予卢格氏液染色,以观察切除是否完整。

对于食管来源于黏膜肌层的平滑肌瘤,采用 ESD 方法应用 Hook 刀可以将肿瘤完整切除(图 1-14)。

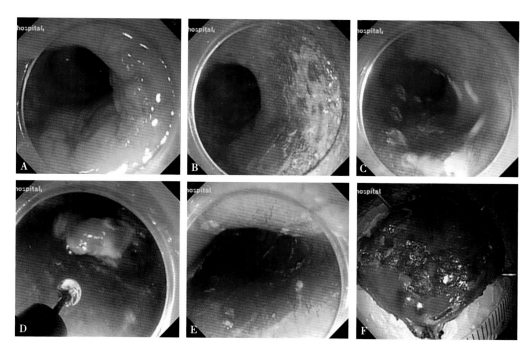

图 1-12　食管下段糜烂 ESD 过程（IT 刀）

A.食管糜烂灶；B.卢格氏液染色后；C.标记切除范围；D.IT 刀沿黏膜下层剥离病变；E.术后创面；
F.剥离病变标本

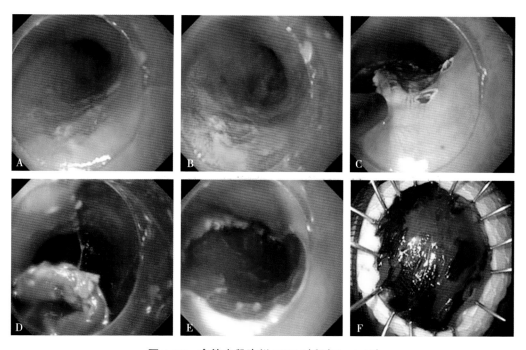

图 1-13　食管中段糜烂 ESD 过程（Hook 刀）

A.食管糜烂灶；B.卢格液染色后；C.标记切除范围后 Hook 刀沿标记点外缘切开黏膜至黏膜下层；
D.Hook 刀沿黏膜下层剥离病变；E.术后创面；F.剥离病变标本

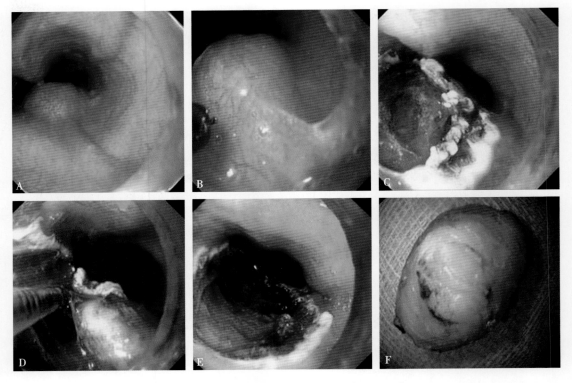

图 1-14　食管平滑肌瘤 ESD 过程（Hook 刀）
A. 食管黏膜下平滑肌瘤；B. 黏膜下注射生理盐水（含靛胭脂）；C. 切开瘤体周围黏膜显露黏膜下层；D. Hook刀沿黏膜下层剥离病变；E. 术后创面；F. 剥离病变标本

　　对环食管半周以上的病变，ESD 术后易出现狭窄，有时单纯扩张治疗效果不甚理想，而生物降解型支架留置术可能是更好的解决方法，放置半年后可使食管腔保持长期通畅。

四、内镜黏膜多环套扎切除术

　　内镜黏膜多环套扎切除术（EMBL）：进镜至食管下端，吸尽残留液体和食物残渣；在窄带成像技术（NBI）或复方碘溶液染色技术的辅助指引下，明确病变范围，并用氩气刀标记病灶边缘；在胃镜前端安装套扎器，在胃镜直视下靠近病灶，用吸引法将部分病变黏膜吸至胃镜前端，用释放装置将橡皮圈套于病灶根部；然后用圈套器在橡皮圈根部下方收紧，将病灶切除；重复上述步骤；将部分撕裂较深的创面用金属止血夹夹闭缝合；冲洗创面，有小出血点处予以氩气刀电凝止血（图 1-15）。

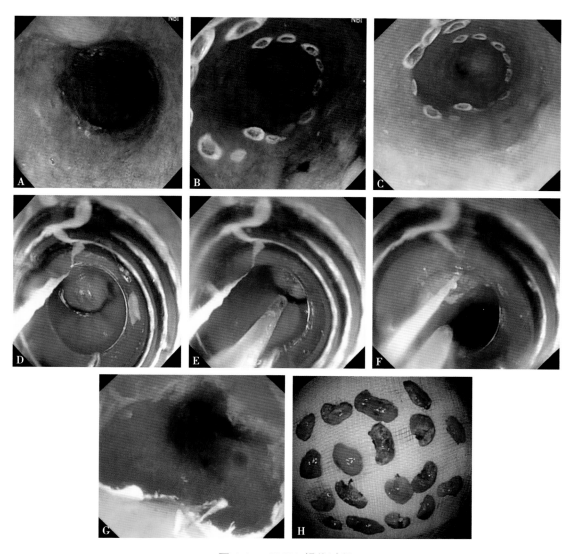

图 1-15　EMBL 操作过程

A. 用 NBI 确定病变范围；B. 在 NBI 下用氩气刀标记病变边缘；C. 白光下显示病变范围；D. 胃镜前端安装套扎器逐步套扎病变；E. 用圈套器在套扎器下方切除病变；F. 病变切除后清洗创面，电凝小的出血点，必要时用金属夹夹闭创面；G. 切除病变并经清洗止血后的创面；H. 切除下的病变标本，送病理检查

第三节　常见并发症的处理

一、出血

出血分术中出血和迟发出血，是内镜手术的常见并发症，前者指治疗过程中发生的出血，后者指治疗结束后至少出现下列 4 个指标中的 2 个：①呕血，黑便或晕厥；②血红蛋白下降 >20g/L；③血压下降 >20mmHg 或脉搏增快 >20 次 / 分；④溃疡分级：Forrest Ⅰ 或 Ⅱa~Ⅱb。

在施行 ESD 的过程中发生出血几乎是无法避免的,可以说,技术的好坏取决于对出血的有效控制程度。若出血控制效果不甚理想,不仅延长 ESD 治疗时间,而且还无法确保良好的视野,无序、盲目操作导致穿孔的危险性也很高。而且,食管壁比较薄,行 ESD 等内镜手术时,内镜的操作余地较小,而且不适当的止血处理还会引起严重的并发症,因此必须掌握出血的应对策略,细心操作。

出血对策应从手术前准备开始,包括预防出血的预凝、手术中出血的及时止血处理、预防手术后出血的内镜处理,以及术后出血时的应对措施。必须根据实际状况分别使用各种器械,施行 ESD 的手术医师必须充分熟悉各种医疗器械的特性,采用适当的使用方法,安全、确切的止血。

出血和穿孔是 ESD 治疗的主要并发症。穿孔一般较小,术中都能及时发现,只要具有良好的内镜治疗基础和治疗经验,应用止血夹往往能夹闭穿孔。而术中出血有时处理较为棘手,出血的预防和处理相对于穿孔尤为重要。术中一旦发生出血,止血过程要耗费很长时间,而且影响内镜视野;盲目止血过程中也很容易发生穿孔;出血量较大时,有时还不得不终止 ESD 手术。因此 ESD 手术中必须有意识的预防出血的发生。对于剥离过程中发现的较小黏膜下层血管,可以应用针形切开刀头端直接电凝;而对于较粗的黏膜下层血管,用热活检钳钳夹血管后外拉热活检钳,使活检钳远离胃壁再电凝血管。黏膜剥离过程中一旦发生出血,应用冰生理盐水(含去甲肾上腺素)对创面进行冲洗,明确出血点后应用针形切开刀直接电凝出血点,或应用热活检钳钳夹出血点电凝止血。上述止血方法如不能成功止血,可以采用止血夹夹闭出血点,但往往影响后续的黏膜下剥离手术操作。当病变完整切除后,可应用 APC 电凝创面所有小血管,必要时也可应用止血夹夹闭血管。

食管壁黏膜下层血管非常丰富(图 1-16),对该部位施行 ESD 时出血较多,应准确处理一根根血管和出血点,获得充分的止血效果,然后进入下一切除阶段,这样可以大大缩短手术时间,提高手术效率和安全性。

特别需要注意的是,食管壁较薄,过度通电电凝止血会导致迟发性穿孔,非常危险。因此,使用止血钳(单极)通电凝固之际,应在把持住出血点后,将钳子抽至身前,一边考虑到对肌层的热损伤降低至最小限度,一边通电。若有可能,最好使用对肌层影响极小的双极止血钳。虽然对剥离面使用金属止血夹,可能引起肌层破裂,但笔者体会,使用金属止血夹过程中由于负压吸引,夹闭组织往往较多,所以当发生出血,尤其是出血量较多时,使用金属止血夹止血仍然是积极、有效、安全的止血方法。

由于食管壁黏膜及黏膜下层血管较为细小,且黏膜肌层及固有肌层具有自行收缩的特点,出血具有自限性,只要术中止血及时、完全,术后发生迟发性出血的发生率极少,如发生,应即刻行内镜下探查、直视下止血。

二、穿孔

对 ESD 穿孔并发症的担忧和恐惧限制了 ESD 在临床的普遍开展。术中穿孔一般可以当场发现,必要时及时拍摄胸腹部 X 线片,可以明确穿孔的发生。术中一旦发生穿孔不必惊

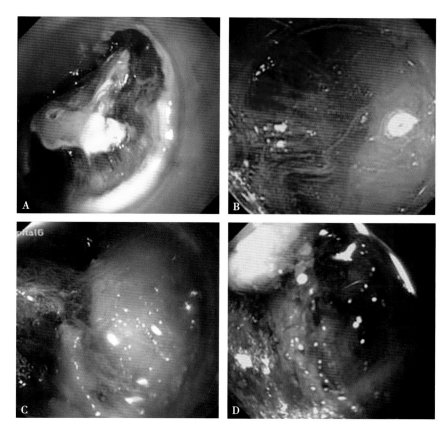

图 1-16　食管和胃黏膜下层血管丰富
A. 食管黏膜下层；B、C、D. 胃黏膜下层

慌,因为大部分 ESD 穿孔较小,可以应用金属夹夹闭而不必外科手术修补,因此应沉着冷静地妥善处理穿孔并发症。应该强调,ESD 治疗一方面要提高操作水平,降低穿孔并发症的发生率,另一方面更要加强 ESD 术后管理,以降低穿孔并发症的外科手术率为最终目标。

　　对食管病变行 ESD 时最应关注的并发症就是食管穿孔。由于解剖学上食管与直接关乎生命的心脏、大血管、肺等重要脏器相邻接,因此一旦发生食管穿孔,严重时极易影响上述脏器功能。虽然食管穿孔发生率 <1%,但是食管穿孔的严重程度远远大于不直接危及生命的胃穿孔,内镜医师必须充分认识食管穿孔的危害性和严重性。如何避免食管穿孔、确切地治疗,完全取决于进行食管病变 ESD 治疗内镜医师的操作水平。一般而言,对食管病变施行 ESD,技术要求更精细、更高超,因为 ESD 是在比胃更狭小的管腔中进行,食管黏膜下层血管也较丰富。初学者进行 ESD 治疗不宜从食管开始。

　　即使尚未达到食管穿孔的程度,若在切开、剥离时暴露肌层,空气就会从肌束间逸出,导致纵隔气肿。就广义上而言,这种现象也归于穿孔范畴,应与穿孔一样引起重视。因此,在食管病变操作过程中应注意如下几点。①随时观察颈部有无气肿和捻发感。②由于 ESD 操作时间较长,消化道内积聚大量气体,气压较高,有时较小的肌层裂伤也会造成穿孔,因此

ESD 过程中必须时刻注意抽吸消化道腔内气体。③预防食管穿孔的最重要之点在于切开、剥离时切勿暴露肌层。因此，推荐注射时使用不易弥散的透明质酸钠局部注射。④在技术方面进刀应浅，严禁在全周切开时进刀过深。剥离时应将剥离深度设定为黏膜下层中层程度。食管黏膜下层组织比胃更疏松，可选择 Hybrid 刀更为安全。⑤由于食管黏膜下层血管丰富，剥离中对可见的小血管随时电凝止血，边止血边剥离病变，始终保持视野的清晰，可以避免穿孔并发症的发生。⑥由于食管下层较为疏松，剥离过程中结合透明帽沿黏膜下层推送病变，可以提高剥离效率，减少食管穿孔的发生；具有高超 ESD 技巧的医生，甚至不需要黏膜下注射也可进行食管病变的黏膜下剥离。

一旦发生穿孔，应注意处理如下并发症：

(1) 纵隔气肿：行食管病变 ESD 过程中，一旦在四周黏膜切开、剥离黏膜下层过程中深切至黏膜下层，暴露肌层，就会引发纵隔气肿。在大多数情况下，很难在手术过程中注意到纵隔气肿，而是在术后胸部 X 线拍片时才发现(图 1-17)。发生纵隔气肿时的处置，应综合考虑纵隔气肿程度以及临床症状。若有发热或者剧烈疼痛，可给予禁食、止痛、抗炎处理，并密切关注患者情况，是否存在纵隔压迫，一旦出现往往需要紧急手术处理。

(2) 食管穿孔：发生食管穿孔必然导致上述的纵隔气肿，从穿孔部位漏出的空气一多，纵隔内压上升，导致与肺邻接的壁侧胸膜损伤，从而进一步发展为气胸(图 1-18)。因此，使用内镜确认食管穿孔时，首先应减少送气量，然后进行处理。

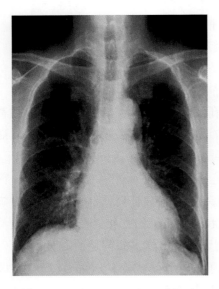

图 1-17　食管穿孔引起纵隔气肿

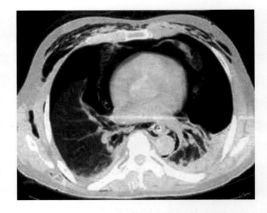

图 1-18　食管穿孔引起气胸和皮下气肿

其次，在切除病变的过程中发生食管穿孔，尽可能切除病变，回收标本，但应在短时间内切除病变部位。若预计切除病变部位所需时间较长，则最好使用双通道内镜或者 EMRC 方法回收标本。但是，若回收标本过多，往往会导致患者状态恶化。所以应监控皮下气肿的程度以及氧饱和度，一边监护，一边施行手术。对食管穿孔部位不建议使用夹子夹闭穿孔，姑息治疗的过程中观察病情,尤其当穿孔部位较大时,过多使用夹子闭锁,反而会增加纵隔气肿的恶性程度。穿孔部位较小,可使用细直径的微型夹子,微型夹子的尖端不会损伤肌层,非常有效(图1-19)。

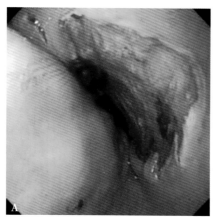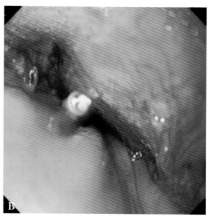

图 1-19 切除食管病变后金属夹 1 枚夹闭创面小裂孔

术中一旦发生穿孔出现皮下气肿,颈部皮下可有捻发感,必须立即终止内镜剥离,吸净胃腔和食管腔内气体和液体。术后的处理应与胸外科医师密切合作,给予禁食、胃肠减压,静脉使用抗生素预防纵隔和胸腔感染。X 线检查了解纵隔气肿和胸腔积气、积液情况,必要时于第 4、5 肋间腋中线置管(颈静脉穿刺管)引流气体和液体。保守治疗一般均能成功,气肿一般 2~3 天后很快减退。如患者一般状况变差,呼吸急促,心率加快,血压不稳,应及时手术引流。治疗过程中如出现纵隔脓肿,应在 CT 导向装置的帮助下积极地施行穿刺排脓。穿孔部位的闭锁时间取决于穿孔的程度以及患者的背景,一般需要 3 天至 3 周以上。在 X 线透视下使用水溶性造影剂,确认造影剂未向纵隔漏出,而后即可开始进食。

【病例】

患者,男,58 岁,以"体检发现食管糜烂 3 天"入院。入院后完善术前准备,全麻下行内镜 EMBL 术,术中见食管距门齿 26~32cm 可见片状糜烂,用 Cook 多环套扎器分片、完整切除病灶,术中局部切除组织较深,切断肌层,予直视下予金属钛夹修补(图1-20)。

术后禁食,胃肠减压,头孢吡肟 + 奥硝唑抗炎,质子泵抑制剂抑酸,止血、辅以氨基酸 + 脂肪乳剂对症支持治疗。术后第 1 天(7 月 24 日)患者诉胸部疼痛,无胸闷气急,查体:神清,体温 38.3℃,胸廓无畸形,两侧呼吸运动对称,呼吸音清,颈部可及皮下气肿,白细胞 19.71×10^9/L,中性 86.7%,C 反应蛋白 133.9mg/L。继续维持治疗方案。术后第 2 天(7 月 25 日)体温降至 37.8℃,胸部 CT:颈部、纵隔气肿;两下肺渗出,部分胸膜增厚;右侧少量胸腔积液,两下肺部分膨胀不全;冠脉钙化(图1-21)。

至 7 月 26 日白细胞 14.97×10^9/L,中性 85.2%,患者胸腹体征阴性,颈部皮下气肿逐渐

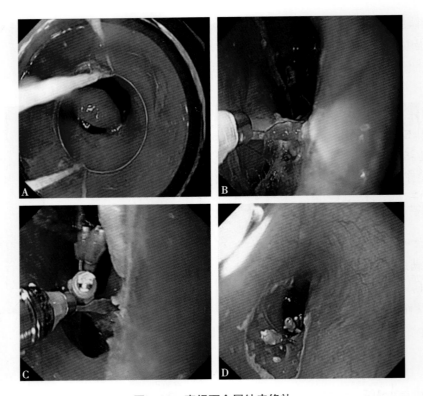

图 1-20　直视下金属钛夹修补

A. 胃镜前端安装套扎器逐步套扎病变；B. 由于组织套扎切除过深，部分食管壁穿透，纵隔内脂肪组织显露；C. 用金属钛夹缝合创面；D. 缝合后创面

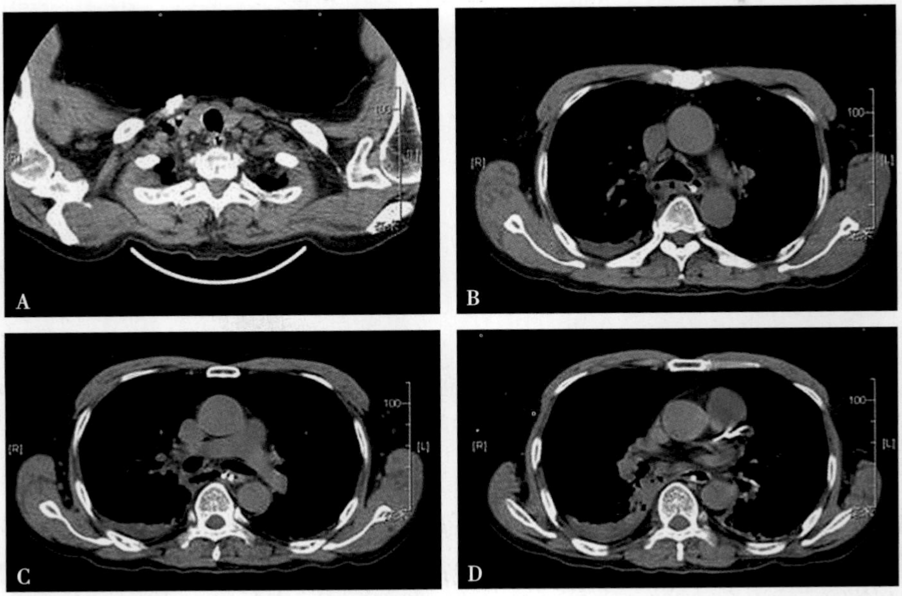

图 1-21　A. 胸部 CT：颈部、纵隔气肿；B. 两下肺渗出，部分胸膜增厚；C. 右侧少量胸腔积液，两下肺部分膨胀不全；D. 冠脉钙化

消退,以后体温一直在 37~37.8℃之间。继续维持原治疗方案。至 8 月 1 日体温降至 37℃。8 月 3 日白细胞 $11.31 \times 10^9/L$,肝功能正常,体温 37℃,予流质饮食,8 月 5 日出院。

术后病理:食管鳞状上皮中到重度异型增生,癌变(鳞状细胞癌,大致为 II 级)。局灶浸润黏膜肌层。周缘及基底切缘未见病变累及。现密切随访中。

【述评】

在应用 ESD 治疗发生气胸后,患者多表现感染症状,体温升高,纵隔及胸壁气肿。针对治疗需要包括禁食,胃肠减压,抗炎支持,以及胸腔穿刺管接负压吸引引流胸腔积液,治疗中应保持胸腔穿刺管的通畅引流。

三、瘘

食管 ESD 术后并发瘘较少见,多发生于手术切除病灶时切除层次较深,组织缺损或穿孔,缝合不满意,而术中未能及时发现;或止血时电凝时间过长,引发术后局部组织灼伤导致迟发性穿孔。一旦发生,创面迁延不愈,继发胸腔积液、积脓、感染等严重并发症。故术中必须仔细操作,术中黏膜剥离过程中一旦发生出血,应用冰生理盐水(含去甲肾上腺素)对创面进行冲洗,明确出血点后及时电凝出血点,保证手术野清晰,避免长时间盲目电灼创面。手术结束后仔细检查创面,对于破损处用金属钛夹夹闭创面。如术后发生高热、胸痛、呼吸困难等症状,应立即行胸部 CT 平扫或胸片检查,并急查血常规,如发现胸腔感染、积液,白细胞明显升高,立即升级抗生素级别,并及时行胸腔穿刺引流,必要时请胸外科会诊,行胸腔闭式引流。

【病例】

患者,男,61 岁,以"胃镜发现食管糜烂 1 周"于 2011 年 10 月 25 日入院,入院后完善术前准备,于当天下午行 ESD 术。术中见食管距离门齿 34cm 可见溃疡性病灶,大小约 3.5cm × 3cm,予 ESD 大块、完整切除病灶。术后第 1 天,胃管引流 250ml,淡褐色,予禁食,胃肠减压,抗炎制酸止血治疗。CT 示:纵隔及胸壁广泛气肿,两侧少量液气胸伴两下肺膨胀不全(图 1-22)。

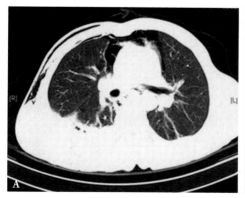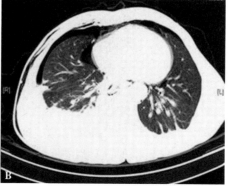

图 1-22　CT 示:纵隔及胸壁广泛气肿,两侧少量液气胸伴两下肺膨胀不全

术后第 2 天即开始发热,体温 38.2℃。术后第 3 天体温 37.9℃,胃管引流 150ml,予拔除胃管,继续禁食,抗炎制酸对症治疗,超声示:双侧胸腔积液,右侧为著,呈蜂窝状,不宜定位。10 月 29 日体温升至 39℃,CT 示:右侧液气胸,部分包裹,左侧胸腔少量积液,纵隔及胸壁气肿,食管下段局部与胸腔可疑相连透亮影。予重置胃管,继续禁食,抗炎制酸抑酶治疗。超声示:双侧胸腔积液,右侧为著,呈蜂窝状,不宜定位。10 月 30 日:体温 38.3℃,胃管引流 20ml。10 月 31 日体温 38.3℃,在介入超声介导下行右侧胸腔置管引流,第 1 天引流出 2200ml,混浊,味臭,体温仍不退。11 月 1 日体温 38.4℃,行吞钡造影示食管瘘,下午请胸外科在右侧胸壁(原引流管偏内侧)行胸腔闭式引流术(粗管)。11 月 2 日体温 38.4℃,引流出细管 700ml,粗管 575ml,混浊,味臭。11 月 2 日体温依然为 38.4℃,CT:纵隔及胸壁气肿,右侧少量液气胸,较 10 月 26 日前胸片改善(图 1-23)。

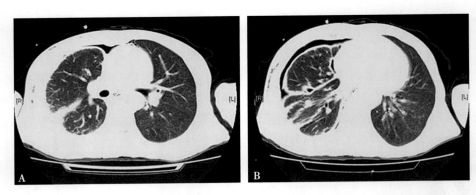

图 1-23　CT 示:纵隔及胸壁气肿,右侧少量液气胸,较 10 月 26 日前片改善

抗生素从头孢地嗪改为美罗培南和奥硝唑,并开始脂肪乳剂和复方氨基酸注射液营养支持治疗。11 月 3 日开始,体温降至 37.9℃,胸引管(粗)660ml,(细)30ml。11 月 4 日:体温 38.2℃,胸片:右侧液气胸,两侧颈根部及右侧胸壁皮下气肿。胸引管引流量:粗管 310ml,细管 80ml(图 1-24)。

11 月 6 日:体温 38℃,胸引管粗管和细管均 200ml。11 月 8 日体温降至 37.4℃,胸引管粗:30ml,细 23ml。胸片:右侧气胸,右肺压缩约 30%,右下肺渗出。拔除粗的胸腔闭式引流。下午从拔管处渗出较多量黄色液体,于 11 月 9 日下午请胸外科行缝合术(图 1-25)。

11 月 10 日开始体温退至正常,超声:双侧胸腔积液,腹水。左侧胸部 7mm,右侧胸腔肋角 35mm,下腹部 48mm,胸腔穿刺管 100ml,混浊。11 月 11 日:CT:纵隔及胸壁气肿,较 11 月 2 日前片吸收,右侧少量液气胸,较 11 月 2 日前片稍进展。继续用甲硝唑冲洗胸腔穿刺管(图 1-26)。

11 月 12 日转消化科,继续抗炎制酸,禁食,胃肠减压,胸腔闭式引流治疗,抗生素改用万古霉素。11 月 15 日体温正常,CT:右侧液气胸引流中,右侧液气胸量较 2011 年 11 月 11 日增多。心包少量积液。予胸腔穿刺管接负压吸引,继续禁食,胃肠减压,抗炎支持对照治

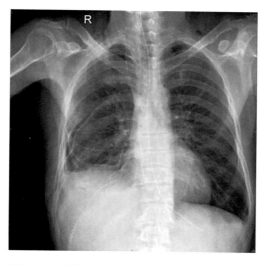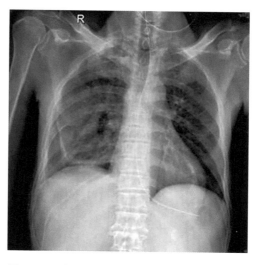

图 1-24　胸片：右侧液气胸，两侧颈根部及右侧　　　图 1-25　胸片：右侧气胸，右肺压缩约 30%，右
胸壁皮下气肿　　　　　　　　　　　　　　　　　　下肺渗出

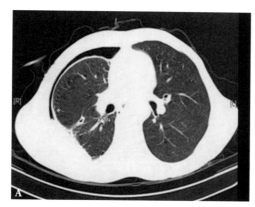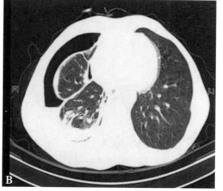

图 1-26　CT 示：纵隔及胸壁气肿，较 11 月 2 日前片吸收，右侧少量液气胸，较 11 月 2 日
前片稍进展

疗。11 月 16 日体温正常，胸引管引流 50ml 脓性液体，胃镜示距门齿 32cm 可见创面，愈合欠佳，
局部可见瘘口和脓液，予内镜辅助下置入小肠营养管和胃管（留置于食管内），并联系胸外科，
重新置入胸腔引流管（粗管）接闭式引流，拔除细管（因引流不畅），同时开放肠内营养，胃肠
减压，抗炎制酸补液对症治疗。11 月 17 日体温正常，胸腔引流管引流 340ml 黄色混浊液体，
胃管引流 130ml 黄色混浊液体。11 月 18 日体温正常，胸引管 110ml，胃管 30ml，因患者上腹
痛加剧，伴胸痛，抗生素调整为头孢吡肟，同时减少静脉补液量，增加肠内营养力度，并请胸
外科重置胸腔引流管。以后继续维持原治，11 月 22 日复查胸部 CT 示：食管术后右侧液
气胸引流中，右侧液气胸较 11 月 15 日减少好转，左肺炎症，心包少量积液，继续维持原治
疗方案（图 1-27）。

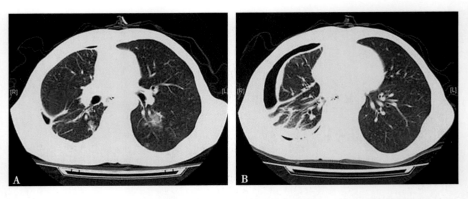

图 1-27　CT 示:食管术后右侧液气胸引流中,右侧液气胸较 11 月 15 日减少好转,左肺炎症,心包少量积液

12 月 1 日复查胸部 CT 示:右侧液气胸(局部包裹)较前(11 月 22 日)减少,两肺炎症较前相仿(图 1-28)。

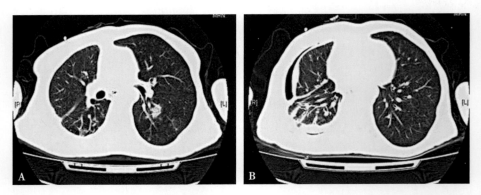

图 1-28　12 月 1 日 CT 示:右侧液气胸(局部包裹)较前(11 月 22 日)减少,两肺炎症较前相仿

12 月 21 日复查胸部 X 线示:右下肺炎症伴右侧胸腔积液,右下少量气胸不除外(图 1-29)。

至 2012 年 1 月 5 日开始停用抗生素,继续加强肠内营养治疗,制酸,补液支持治疗。2012 年 1 月 10 日患者体温出现反跳,达 38.8℃,白细胞 $13.76 \times 10^9/L$,中性 82.6%,继续予头孢呋辛抗感染治疗(图 1-30)。

至 1 月 12 日体温再次恢复至正常,继续抗炎制酸对症,辅以镇咳化痰治疗。

1 月 18 日行胸腔引流液培养,示:草绿色链球菌 3+,奈瑟菌 3+,白色念珠菌 1+,予头孢曲松抗感染治疗。1 月 19 日复查 CT 片(图 1-31)。

1 月 21 日因胸腔引流逐渐减少,予拔除胸腔闭式引流管,1 月 22 日开放流质饮食。1 月 29 日复查 CT 片(图 1-32)。

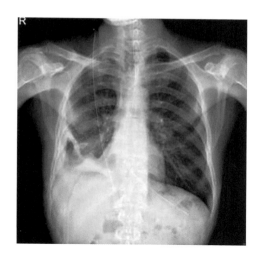

图 1-29　12 月 21 日胸部 X 线片：
右下肺炎症伴右侧胸腔积液，右
下少量气胸不除外

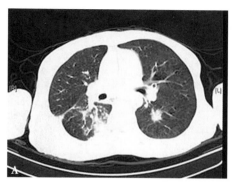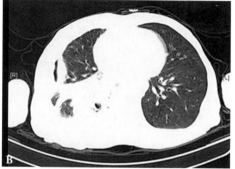

图 1-30　1 月 10 日 CT 示：右侧液气胸（局部包裹），左侧少量胸腔积液，两下肺炎症伴右
下肺节段性不张，较 12 月 1 日片比较，右侧气胸略好转，余未见改善

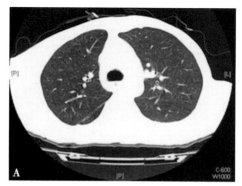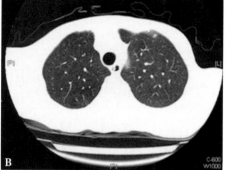

图 1-31　1 月 19 日 CT 片示：右侧液气胸（局部包裹），左侧少量胸腔积液，两下肺炎症伴
右下肺节段性不张

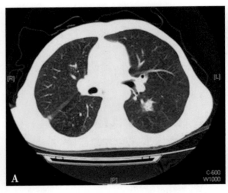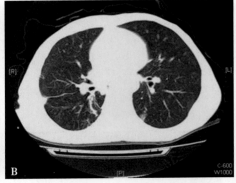

图 1-32　1 月 29 日 CT 片示：右侧胸腔积液伴邻近肺组织膨胀不全，两肺炎症，与 1 月 19 日片比较右侧气胸及左侧胸腔积液基本吸收，右侧胸腔积液及肺内炎症有所吸收

至 1 月 30 日患者病情稳定，恢复良好，进食正常，予出院。

术后病理：食管溃疡型鳞状细胞癌，分化 Ⅱ~ Ⅲ 级，癌组织浸润黏膜肌层，局灶区癌组织距基底切缘较近。密切随访中。

【述评】

在应用 ESD 治疗食管黏膜病变时，存在一定的发生食管瘘的几率。食管瘘发生后，患者多表现为严重的感染症状，体温升高，双侧胸腔积液，纵隔及胸壁气肿，造影检查可发现食管与胸腔的相连透亮影。针对食管瘘的治疗需要包括禁食，胃肠减压，抗炎支持，以及胸腔穿刺管接负压吸引引流胸腔积液，治疗中应保持胸腔穿刺管的通畅引流。长期瘘口不能愈合的患者，可以予内镜辅助下置入小肠营养管。在选择抗生素的治疗时，应依据胸腔引流液培养的结果选择合适的抗生素。

本例患者虽然出现了严重的并发症，由于治疗措施选择合理，经过一段时间的治疗，也得到了愈合。

四、胸腔积液

食管内镜术后胸腔积液一般为炎症反应性渗出，一般量不多，只需加强抗炎抑酸对症治疗，绝大多数经保守治疗可自行吸收。如量较多，可在超声介入下行穿刺引流。

五、气胸

对于气胸的预防首先应该预防穿孔的发生。对于病灶较大，或浸润较深者，术后必须直视下用金属钛夹完全夹闭创面。即使尚未达到食管穿孔的程度，若在切开、剥离时暴露肌层，空气就会从肌束间逸出，导致纵隔气肿，甚至气胸。如术中患者呼吸频率加快、烦躁、血氧饱和度明显下降等情况，应停止手术，立即行床旁胸片检查，如发现气胸，立即请胸外科会诊，行闭式引流术，并尽快终止手术。术后密切观察患者胸部体征、呼吸情况及生命体征。如出现胸闷、气急、血氧饱和度下降等症状，即刻行胸部 CT 平扫或床旁胸片检查，如发现气胸

>30%,立即请胸外科会诊,行胸腔闭式引流术,一般经 2~3 天引流,辅以抗炎抑酸对症治疗,气胸通常会很快吸收。近来我院采用术中 CO_2 给气,气胸的发生率已大幅下降。

【病例】

患者,男,41 岁,发现食管糜烂 3 个月入院,行内镜下套扎切除(EMBL)术,术后予禁食,抗炎制酸治疗,术后 CT 示:右侧气胸 40%~50%,行右侧胸腔闭式引流术(图 1-33)。

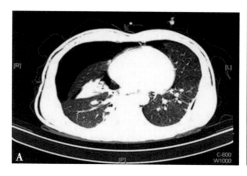
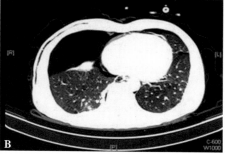

图 1-33 术后 CT 示:右侧气胸 40%~50%

两天后复查胸部 X 线片示气胸吸收良好,予拔管出院(图 1-34)。

术后病理:(食管)鳞状细胞癌,分化Ⅱ~Ⅲ级,侵及黏膜肌层,灶性区距手术烫伤缘 1mm,请密切结合临床处理。现密切随访中。

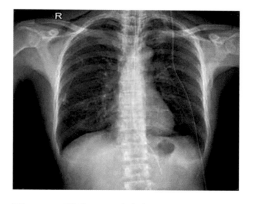

图 1-34 引流 2 天后胸部 X 线片示气胸吸收良好

【述评】

内镜治疗包括 ESD、EMBL,术中发生小于 30% 的气胸时不必终止手术,此时应密切观察患者生命体征变化,如术中患者呼吸频率加快、烦躁、血氧饱和度明显下降等情况,应停止手术,立即行胸腔闭式引流术,并尽快终止手术。一般经 2~3 天引流,辅以抗炎抑酸对症治疗,气胸通常会很快吸收。ESD 术中应用 CO_2 作为灌注气的动物实验和临床报道均已见著文献,ESD 术中应用 CO_2 后气胸的发生率已大幅下降。

六、其他并发症

当食管壁有少量破损,或切开、剥离时暴露肌层,空气就会从肌束间逸出,导致皮下、纵隔气肿,一般不需要特殊处理,术后保持半卧位体位,吸氧,辅以抗炎抑酸对症治疗,经过 2~3 天,均可自行消失。

(周平红 任 重)

参考文献

1. Jang CS1,Park DK,Kwon KA,et al.Pneumothorax as a complication of ESD.Endoscopy,2007,Feb;39 Suppl 1: E59.

2. Sun F,Yuan P,Chen T,Hu J.Efficacy and complication of endoscopic submucosal dissection for superficial esophageal carcinoma:a systematic review and meta-analysis.J Cardiothorac Surg,2014,9(1):78.

3. Saito I,Tsuji Y,Sakaguchi Y,Niimi K,Ono S,et al.Complications related to gastric endoscopic submucosal dissection and their managements.Clin Endosc,2014,Sep;47(5):398-403.

4. Sun F,Yuan P,Chen T,Hu J.Efficacy and complication of endoscopic submucosal dissection for superficial esophageal carcinoma:a systematic review and meta-analysis.J Cardiothorac Surg,2014,9(1):78.

5. Hammad H,Kaltenbach T,Soetikno R.Endoscopic submucosal dissection for malignant esophageal lesions.Curr Gastroenterol Rep,2014,16(5):386.

6. Obata D,Morita Y,Kawaguchi R,et al.Endoscopic submucosal dissection using a carbon dioxide laser with submucosally injected laser absorber solution(porcine model).Surg Endosc,2013,27(11):4241-4249.

第二章 食管黏膜下肿瘤

第一节 诊 断

食管黏膜下肿块的诊断（黏膜肌层来源、黏膜下层来源、固有肌层来源）

食管良性肿瘤较为少见，分为上皮性和非上皮性。上皮性起源于黏膜腺上皮，称为息肉；非上皮包括间质瘤、平滑肌瘤、脂肪瘤、神经纤维瘤、血管瘤、囊肿以及消化道异位组织和炎性肉芽肿（图 2-1）。在食管中，平滑肌瘤是最常见的良性肿瘤，约占所有食管肿瘤的 1.2%。

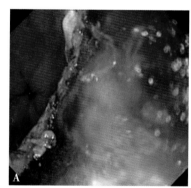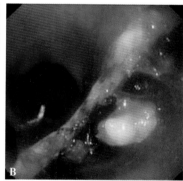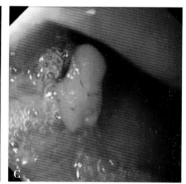

图 2-1 食管 ESD 过程中发现的脂肪瘤
A. 食管黏膜下层；B、C. 食管脂肪瘤

食管平滑肌瘤好发于食管中下段，多来自食管壁内的黏膜肌层，食管下端近贲门处多来自固有肌层。

大部分患者经胃镜检查偶然发现，肿瘤较大时可出现吞咽困难。内镜下主要表现为半球状或扁平隆起，小部分呈哑铃形隆起、长条形隆起或不规则隆起，绝大部分表面光滑，少部分可有充血糜烂；均为广基，活动度好，食管蠕动时可见肿块在黏膜内上下滑动；色泽与周围黏膜一致（图 2-2）。不难与食管癌相鉴别，但与其他食管黏膜下隆起及腔外压迫等不易鉴别。通常活检不易取到黏膜下组织，如果考虑胸腔镜手术治疗，应尽量不要进行活检，以防发生术后食管瘘。

食管间质瘤较为少见。

超声内镜检查不仅能观察食管黏膜表面，而且能将食管壁的全层厚度及其 5 层结构清

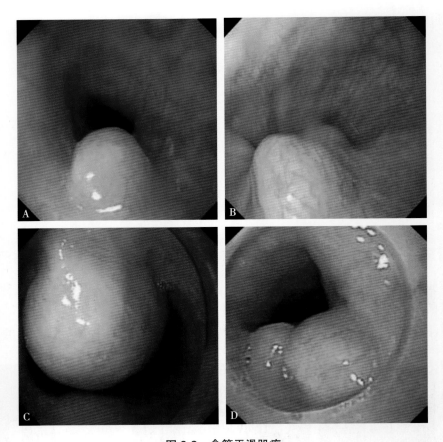

图 2-2　食管平滑肌瘤
A. 较小,起源于黏膜肌层;B. 分叶状;C. 巨大,起源于下段近贲门处固有肌层;
D. 多发平滑肌瘤

晰显示,故既能准确诊断黏膜及黏膜下病变,又能对表面覆盖正常黏膜的管腔内隆起和腔外压迫等作出准确判断。根据病变所在管腔层次及其超声图像特点,可以对肿瘤组织起源作出大致的判断,对于食管平滑肌瘤的诊断准确率很高。平滑肌瘤位于黏膜肌层或固有肌层,其特点为均质、低回声和边缘光滑的黏膜下肿瘤。来源于黏膜肌层者常具有以下特点:肿瘤向腔内突出明显(图 2-3),直径多在 2cm 以下,内镜检查时活检钳推之可活动,瘤体呈山田Ⅰ、Ⅱ型者圈套器套住后可呈Ⅲ、Ⅳ型;来源于固有肌层者一般隆起较为扁平(图 2-4),直径多大于 2cm,活动度较差,圈套器易滑脱。间质瘤与平滑肌瘤的鉴别最终以病理及免疫组织化学为依据,一般认为,病变 >3cm、边界不清,侵及周围组织或器官,回声不均匀或囊性改变者为恶性;而病变 <3cm,边界清楚,管壁层次清晰且回声均匀者多为良性。同时,在诊断上要考虑到食管平滑肌瘤合并食管癌的可能,避免漏诊。

超声胃镜引导下细针穿刺进行细胞病理学诊断,对难以鉴别的黏膜下肿瘤的确诊与处理有重要意义。

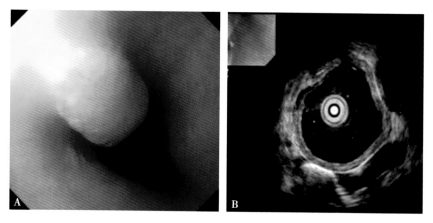

图 2-3　食管平滑肌瘤
A. 食管黏膜下隆起；B. EUS 示来源于黏膜肌层

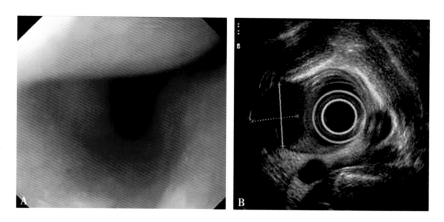

图 2-4　食管平滑肌瘤
A. 食管黏膜下隆起；B. EUS 示来源于固有肌层

第二节　常用手术方法

一、内镜黏膜切除术

内镜黏膜切除术（endoscopic mucosal resection，EMR）适用于较小的平坦型病变，具有创伤小、安全性高、术后并发症少的优点，且能完整回收组织标本，并对切除是否完全进行准确的组织学评判。具体方式为：黏膜下注射后，圈套器直接圈套隆起病变和周围正常组织，收紧圈套器，高频电切除。

二、内镜黏膜下挖除术

内镜黏膜下挖除术（endoscopic submucosal excavation，ESE）用于挖除来源于固有肌层的

SMT,方法类似于 ESD。由于病变更深,消化道管壁较薄,穿孔并发症的发生率可能更高,因此对内镜医师的技术要求更高,内镜医师必须胆大、心细,同时和外科医师有良好的协作关系。对于直径 >3cm 来源于固有肌层的 SMT,ESE 最好能在外科手术室进行。一旦发生穿孔,内镜不能确切修补、出血量较大、内镜下不能有效止血、病变较大、内镜下不能完整挖除,而又不能排除病变恶变者,建议及时终止 ESE 转外科手术。

1. 标记　对于明显突向腔内的巨大(直径 >3cm) SMT,ESE 前不必标记;病变较小(直径 <1cm)、位置较深、突向腔内不明显,有时黏膜下注射生理盐水后可能发现不了病变,建议应用针形切开刀或 APC 于隆起病变边缘进行电凝标记。

2. 黏膜下注射　ESE 治疗中黏膜下注射的主要目的是提供充分的黏膜下层挖除空间,避免黏膜切开过程中穿孔并发症的发生。将 3~5ml 靛胭脂、1ml 肾上腺素和 100ml 生理盐水混合配成溶液,于标记点进行多点黏膜下注射。

3. 切开病变表面黏膜　应用 Hook 刀沿病灶边缘标记点切开黏膜。有时病变较浅,切开后可以暴露黏膜下病变。对于胃底病变,由于胃壁尤其是胃底较薄,注意避免切开过深,以防穿孔发生。有时病变较深,表面黏膜一圈切开后仍不能暴露病变,则在应用圈套器分块切除表面黏膜后可以显露病变。有时圈套电切表面黏膜仍不能暴露病变,此时可应用 Hook 刀切开部分黏膜下层暴露下方的固有肌层肿瘤。

4. 挖除病变　应用 Hook 刀直视下沿病变四周进行剥离、挖除病变过程中多次黏膜下注射。有时病变可能较深或突向浆膜下,Hook 刀挖除有困难,换用 IT 刀沿瘤体周围分离组织可能奏效;必要时换用双通道内镜或使用两根胃镜,一边使用异物钳钳夹、牵拉肿瘤,一边挖除肿瘤。挖除过程中见瘤体大部游离,可以直接使用圈套器完整切除病变,但应避免肿瘤残留。挖除过程中避免 Hook 刀切开肿瘤包膜进入瘤体,以免引起出血和肿瘤播散。应用 Hook 刀头端直接电凝较小黏膜下层血管;用热活检钳钳夹较粗的黏膜下层血管进行电凝。肿瘤挖除过程中一旦发生出血,应用冰生理盐水(含去甲肾上腺素)对创面进行冲洗,明确出血点后应用针形切开刀直接电凝出血点,或应用热活检钳钳夹出血点电凝止血。上述止血方法如不能成功止血,可以采用止血夹夹闭出血点,但往往影响后续的肿瘤挖除操作。

三、内镜黏膜下经隧道切术

内镜黏膜下经隧道切术(submucosal tunneling endoscopic resection,STER)是通过在病变部位的口侧端 3~5cm 处切开黏膜,在黏膜下层进行剥离,建立黏膜下隧道,并逐步剥离达到肿瘤部位,充分暴露肿瘤后,直视下将肿瘤完整切除,然后经由隧道取出肿瘤,最后关闭隧道入口黏膜。

STER 治疗食管胃固有肌层肿瘤创新性在于:①在国际上首创应用隧道内镜技术,直视下进行固有肌层肿瘤的切除,这样既能完整切除肿瘤,又可避免损伤周围的组织和脏器,导致严重并发症的发生;②STER 术选择在瘤体上方 3~5cm 处切开黏膜,建立黏膜下隧道,使肿瘤切除部位黏膜层保持完整,而在非肿瘤切除部位的隧道入口关闭创面,既能保证术后缝合黏膜切口后可以完全恢复消化道的完整性,避免出现术后消化道瘘和胸腹腔的继发感染,又最大限度地减少了手术的时间;③STER术既不同于传统内镜下食管胃腔内的治疗,也不同于经自然腔道的食管胃腔外的内镜治疗,而是巧妙地利用消化道黏膜和固有肌层之间的空间建立隧道进行操作。

与以往的治疗方法相比,STER微创治疗来源于固有肌层的SMTs,其优势在于:①应用"隧道"内镜技术,内镜直视下进行黏膜下肿瘤的切除,这样既能完整切除肿瘤,又能恢复消化道的完整性,可以避免术后出现消化道瘘和胸腹腔的继发感染;②STER手术时间短(最短25分钟),创伤小,术后患者恢复快,住院时间短,治疗费用低,疗效肯定,术后随访无一例病变残留复发或隧道内种植;③可以达到术后完全无体表瘢痕,充分体现了"微创治疗"的优越性。

第三节　常见并发症的处理

近来,随着隧道内镜技术的发展,对于食管黏膜下较大肿瘤的切除,我中心创新性的采用了STER,术中术后并发症的发生率已明显下降。内镜经黏膜下隧道肿瘤切除术是利用隧道内镜技术理念新开发的技术,该手术借鉴了POEM手术的原理,巧妙地利用了上消化道黏膜和肌层之间的天然空隙,通过在食管及胃部的黏膜下打隧道的方式,在直视下将生长于黏膜下层的肿瘤切除,既能完整切除病灶,又可在缝闭黏膜切口后有效避免穿孔、气胸等并发症的发生。

一、出血

对于食管黏膜下较小肿瘤,行传统EMR或ESD术者,术中术后出血等并发症的处理,基本与前一节食管黏膜病变的处理相仿,其余病例可参照后面隧道内镜章节。

二、穿孔

穿孔并发症的处理同食管黏膜病变。

三、瘘及气胸

【病例】

患者,男,40岁,于2011年11月28日入院,主诉:胃镜发现食管占位1周。入院后完善术前准备,于当天下午行内镜手术,术中见食管距门齿30cm处一个3cm×4cm隆起,表面呈分叶状,肿块来源于固有肌层,行EFR切除,并放置胃管。术后禁食,头孢地嗪抗炎,质子泵抑制剂抑酸,化痰止血补液治疗。

术后第1天(11月29日)患者诉胸部疼痛,伴气急,体温38.5℃,血压110/70mmHg,SO_2 92%,急查胸部CT平扫示(图2-5):皮下和纵隔气肿,两侧胸腔积液,两下肺压迫性不张,左肺舌段炎症。血常规:白细胞$21.72×10^9$/L,中性94.5%,血气分析示:pH7.370,PCO_2 41mmHg,PO_2 69mmHg,HCO_3 23.7mmol/L,CO_2-CT:25。请胸外科急会诊,嘱继续保守治疗,面罩给氧,加强抗炎(抗生素为头孢地嗪+奥硝唑)、抑酸化痰治疗。

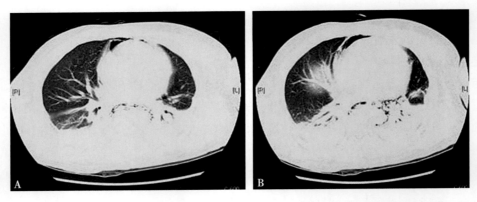

图 2-5　胸部 CT 平扫示：皮下和纵隔气肿，两侧胸腔积液，两下肺压迫性不张，左肺舌段炎症

术后第 3 天（12 月 1 日），患者胸闷气急症状好转，无咳嗽，体温仍有 38.2℃，胃管引流 100ml，复查胸部 CT 示（图 2-6）：双侧胸腔积液，以右侧为甚，请胸外科会诊，行右侧胸腔闭式引流术，用静脉穿刺管穿刺，外接引流袋，引流出黄色液体 200ml。

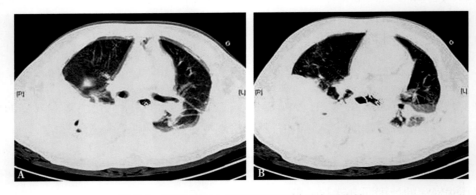

图 2-6　胸部 CT 示：双侧胸腔积液，以右侧为甚

术后第 4 天（12 月 2 日）患者体温降至 37.4℃，胃管引流量 30ml，胸管引流量 300ml。行介入超声，在原胸管引流上方两个肋间隙处行介入穿刺，引流出黄色液体 300ml。当天晚上再次请胸外科急会诊，用粗管行胸腔闭式引流术（在原介入穿刺管旁，并将下方胸腔引流细管拔除）。

至 12 月 3 日患者体温降至正常，胃管引流 200ml，胸管（细管）400ml，粗管 140ml，继续抗炎制酸对症治疗。至 12 月 4 日体温正常，胃管引流 50ml，胸管细管无引流物，粗管 500ml，褐色。继续胃肠减压，禁食，抗炎制酸抑酶对照治疗。至 12 月 5 日体温又升至 37.9℃，胸管引流 500ml，呈脓性，行胸部 CT 示（图 2-7）：双侧胸腔积液伴两下肺局部压迫性不张，右肺中叶少许渗出。抗生素升级为头孢曲松＋奥硝唑，辅以生长抑素、质子泵抑制剂、对症补液治疗。

至 12 月 6 日体温依然 38.3℃，胸管引流 475ml，为脓性，胃管引流 30ml。行胃镜直视下

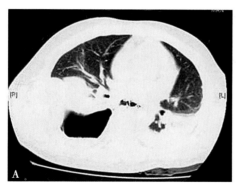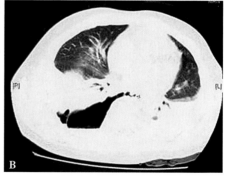

图 2-7 胸部 CT 示:双侧胸腔积液伴两下肺局部压迫性不张,右肺中叶少许渗出

覆膜支架置入术,同时行小肠营养管置入术。至 12 月 7 日体温恢复正常,胸管引流 370ml,仍为脓性,开发肠内营养,用糖盐水 1000ml 从小肠营养管滴入,并予白蛋白支持。至 12 月 8 日热平,胸引管 190ml,仍为脓性,用糖盐水 1000ml+ 能全力 500ml 小肠营养管滴入。抗生素改用左氧氟沙星 + 奥硝唑,其余维持原治。CT 示(图 2-8):右侧胸腔液气胸,两肺下叶节段性肺不张。

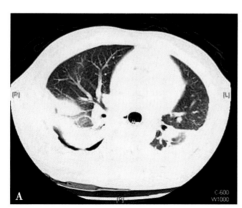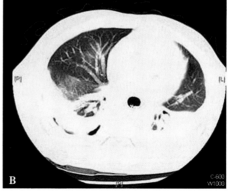

图 2-8 CT 示:右侧胸腔液气胸,两肺下叶节段性肺不张

12 月 9 日体温 37.9℃,胸管引流 120ml,脓性。继续肠内营养每日 2000ml 小肠营养管滴入。并请胸外科会诊,行胸液细菌培养,并用生理盐水行胸腔盥洗。12 月 11 日体温 37.7℃,胸管引流 150ml,混浊,继续肠内营养,并用生理盐水 250ml+ 庆大霉素胸腔盥洗。抗生素改为头孢地嗪 + 奥硝唑,其余维持原治。

12 月 12 日转入消化科继续治疗。当天白细胞:15.23×10^9/L,中性 82.9%,结合细菌培养用万古霉素抗炎,并继续用庆大霉素胸腔盥洗。

12 月 13 日体温 37.4℃,胸管引流 210ml,脓性,复查 CT 示(图 2-9):右侧叶间及左侧胸腔积液,两肺下叶节段性肺不张。

对照 12 月 8 日片略好转,根据药敏试验,抗生素采用万古霉素 + 头孢吡肟 + 奥硝唑抗炎,

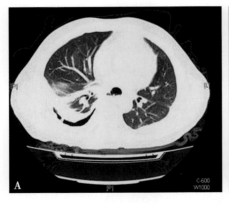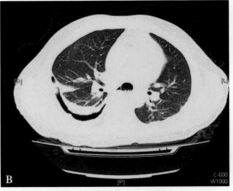

图 2-9　CT 示：右侧叶间及左侧胸腔积液，两肺下叶节段性肺不张

谷胱甘肽保肝，庆大霉素胸腔盥洗。

　　至 12 月 19 日 CT 示（图 2-10）：食管占位术后右侧液气胸，左侧胸腔及叶间裂积液，两肺下叶少许节段性肺不张。较 12 月 13 日片好转，停止用庆大霉素胸腔冲洗，接水封瓶负压吸引，继续万古霉素抗感染治疗。

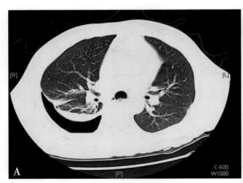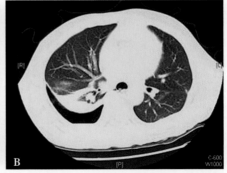

图 2-10　CT 示：食管占位术后右侧液气胸，左侧胸腔及叶间裂积液，两肺下叶少许节段性肺不张

　　12 月 20 日体温 37.2℃，根据脓液药敏结果，停用万古霉素，改用环丙沙星继续抗感染治疗。至 12 月 26 日体温 38.5℃，胸管引流 90ml，脓性，胸管缝线处可见脓性分泌物，复查胃镜，将食管支架取出，原创面见瘘口，重新放置小肠营养管。食管吞钡造影（图 2-11）：原创面瘘口未愈。转胸外科继续治疗。

　　转入胸外科后继续维持胸引管通畅，禁食，肠内营养，止咳化痰等治疗（图 2-12）。之后患者体温平稳，复查胸片如图所示（图 2-13）。

　　1 月 9 日又转入普外科继续治疗。继续肠内营养，对症支持治疗（图 2-14）。

　　1 月 17 日拔除胸管，加强换药，继续肠内营养治疗。2 月 3 日食管碘水造影示（图 2-15）：未见异常。

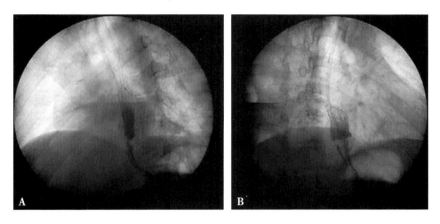

图 2-11　食管造影示:瘘口未愈

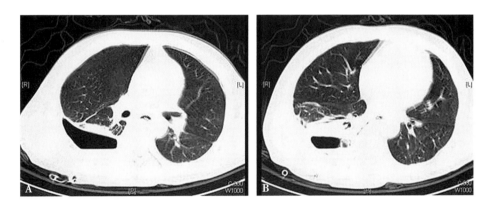

图 2-12　12 月 30 日 CT 示:右侧液气胸,右下肺部分不张,两肺少许渗出,左侧胸腔少量积液

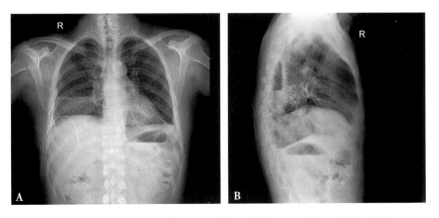

图 2-13　12 月 30 日胸片示:双侧胸腔积液,右侧为主,伴部分包裹

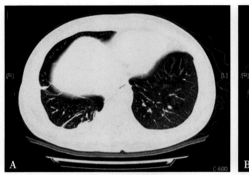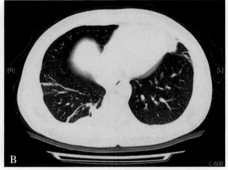

图 2-14　1 月 10 日 CT 示：右侧包裹性气胸，右下肺不张；两肺少许渗出，左侧胸膜轻度增厚

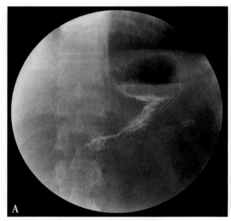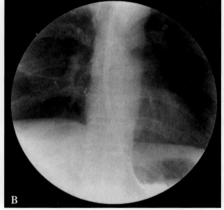

图 2-15　食管碘水造影示：未见异常

2 月 4 日开始进食流质饮食，并继续肠内营养。2 月 10 日开始进食半流质。2 月 11 日 CT 示（图 2-16）：右侧胸腔少量包裹性气胸伴右下肺炎症，较 12 月 30 日片有好转；左上肺舌段少许慢性炎症。

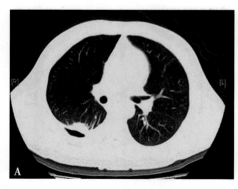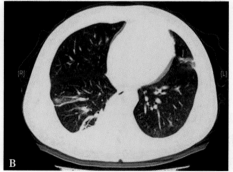

图 2-16　CT 示：右侧胸腔少量包裹性气胸伴右下肺炎症，较 12 月 30 日片有好转；左上肺舌段少许慢性炎症

2月14日复查食管碘水造影示(图2-17):造影剂通过顺利,未见明显外漏。2月16日患者恢复良好,予出院。

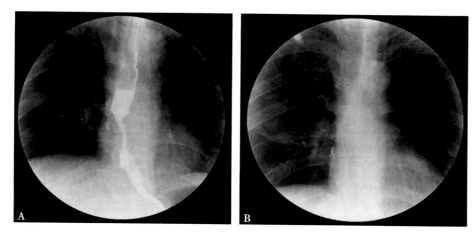

图2-17　食管碘水造影示:造影剂通过顺利,未见明显外漏

【述评】

在治疗食管黏膜下病变时,存在发生食管瘘的几率。瘘发生后,造影检查可发现食管与胸腔的相连透亮影。针对瘘的治疗需要包括禁食,胃肠减压,抗炎支持,以及胸腔穿刺管接负压吸引引流胸腔积液,治疗中应保持胸腔穿刺管的通畅引流。长期瘘口不能愈合的患者,可以予内镜辅助下置入小肠营养管。在选择抗生素的治疗时,应依据胸腔引流液培养的结果选择合适的抗生素。

四、胸腔积液

【病例】

患者,男,57岁,以"胃镜发现食管黏膜下病变1个月"入院,完善术前准备,于当天下午行内镜手术,术中见食管黏膜距门齿33cm至36cm不规则糜烂,其中35cm处见结节样隆起,行ESD大块切除,术后胃管引流,禁食,头孢替安抗炎,质子泵抑制剂抑酸,辅以止血补液治疗。

术后第1天(7月31日)患者诉上腹部及胸部隐痛,无胸闷气急,体温正常,胃管引流100ml,淡褐色,胸部CT平扫示(图2-18):两肺少许炎症、渗出,两肺下叶部分不张,两侧胸腔积液,食管中下段改变伴纵隔少许积气。继续禁食,胃肠减压,抗炎(头孢替安 + 奥硝唑),质子泵抑制剂抑酸对症治疗。

术后第2天(8月1日)患者无特殊不适主诉,体温37.5℃,胃管引流250ml,淡黄色,胸腹体征(–),继续维持原治。术后第3天(8月2日)体温正常,无不适主诉,予拔除胃管,继续禁食,抗炎抑酸对症治疗。术后第4天(8月3日)少量饮水,继续抗炎抑酸对症治疗,术后第5天(8月4日)予流质饮食,并停止抗生素,术后第6天(8月5日)患者无不适主诉,予出院。

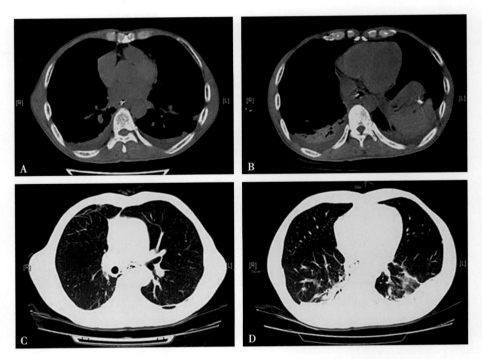

图 2-18　CT 平扫示：两肺少许炎症、渗出，两肺下叶部分不张，两侧胸腔积液，食管中下段改变伴纵隔少许积气

术后病理：食管黏膜鳞状上皮重度异型增生，癌变（鳞状细胞癌，分化Ⅱ级），大部分区域为原位癌，局灶区癌组织浸润黏膜肌层，基底及灼伤切缘未见肿瘤累及。现密切随访中。

【述评】

在内镜检查中，食管黏膜下肿瘤并不少见，由于肿瘤表面覆盖正常黏膜，常规活检病理取材不易获得肿瘤组织。因此，常规内镜下黏膜活检不能实现对黏膜下肿瘤的起源和定性诊断。既往源于食管固有肌层的黏膜下肿瘤既往多采用胸腔镜下切除，随着内镜技术的发展，ESD 亦可切除食管固有肌层的黏膜下肿瘤，但 ESD 发生穿孔的风险大，穿孔发生后内镜下闭合难度高。

在 ESD 的基础上，ESE、EFR、STER 等方法逐渐应用于治疗食管黏膜下肿瘤，各项新技术均具有不同优缺点。而 STER 术治疗起源于食管固有肌层的黏膜下肿物即使出现穿孔，亦可轻松闭合隧道口，有效防止气体以及消化液外漏。目前，STER 是一种理想的内镜下微创治疗方法切除源于食管固有肌层黏膜下肿瘤的技术。

（徐美东　任 重）

参考文献

1. Inoue H，Santi EG，Onimaru M，et al. Submucosal endoscopy：from ESD to POEM and beyond.Gastrointest Endosc Clin N Am，2014，24（2）：257-264.

2. Zhou PH1,Shi Q,Zhong YS,et al.New progress in endoscopic treatment of esophageal diseases.World J Gastroenterol,2013,19(41):6962-6968.

3. Zhang Y,Ye LP,Zhu LH,et al.Endoscopic muscularis excavation for subepithelial tumors of the esophagogastric junction originating from the muscularis propria layer.Dig Dis Sci,2013,May;58(5):1335-1340.

4. Khashab MA,Messallam AA,El Zein M,et al.Submucosal endoscopy:the new frontier of therapeutic endoscopy. Curr Opin Gastroenterol,2014,Sep;30(5):444-452.

5. Lu J,Jiao T,Zheng M,Lu X.Endoscopic resection of submucosal tumors in muscularis propria:the choice between direct excavation and tunneling resection. Surg Endosc,2014,Dec;28(12):3401-3407.

第三章　隧道内镜技术及其相关并发症的防治

第一节　隧道内镜技术

临床常见隧道内镜技术主要包括 STER 和 POEM。

一、STER 手术方法

STER 是通过在病变部位的口侧端 3~5cm 处切开黏膜,在黏膜下层进行剥离,建立黏膜下隧道,并逐步剥离达到肿瘤部位,充分暴露肿瘤后,直视下将肿瘤完整切除,然后经由隧道取出肿瘤,最后关闭隧道入口黏膜。STER 治疗食管胃固有肌层肿瘤创新性在于:①在国际上首创应用隧道内镜技术,直视下进行固有肌层肿瘤的切除,这样既能完整切除肿瘤,又可避免损伤周围的组织和脏器,导致严重并发症的发生;② STER 术选择在瘤体上方 3~5cm 处切开黏膜,建立黏膜下隧道,使肿瘤切除部位黏膜层保持完整,而在非肿瘤切除部位的隧道入口关闭创面,既能保证术后缝合黏膜切口后可以完全恢复消化道的完整性,避免出现术后消化道瘘和胸腹腔的继发感染,又最大限度地减少了手术的时间;③STER 术既不同于传统内镜下食管胃腔内的治疗,也不同于经自然腔道的食管胃腔外的内镜治疗,而是巧妙地利用消化道黏膜和固有肌层之间的空间建立隧道进行操作。

与以往的治疗方法相比,STER 微创治疗来源于固有肌层的 SMTs,其优势在于:①应用"隧道"内镜技术,内镜直视下进行黏膜下肿瘤的切除,这样既能完整切除肿瘤,又能恢复消化道的完整性,可以避免术后出现消化道瘘和胸腹腔的继发感染。②STER 手术时间短(最短 25 分钟),创伤小,术后患者恢复快,住院时间短,治疗费用低,疗效肯定,术后随访无一例病变残留复发或隧道内种植。③可以达到术后完全无体表瘢痕,充分体现了"微创治疗"的优越性。

二、POEM 手术方法

所有患者均接受气管插管全身麻醉,仰卧位或左侧卧位,术前预防性静脉使用抗生素。抗生素的选择参照国家卫计委抗生素使用原则。

三、食管黏膜层切开

胃镜前端附加透明帽,确定 EGJ 距门齿的距离。常规于 EGJ 上方 10cm 处行食管黏膜下注射,纵行切开黏膜层 1.5~2cm 显露黏膜下层。

四、分离黏膜下层,建立"隧道"

沿食管黏膜下层自上而下分离,建立黏膜下"隧道",直至 EGJ 下方 2~3cm,尽量靠近肌层进行黏膜下层分离,分离中反复进行黏膜下注射,避免损伤黏膜层。分离中镜身退出黏膜下"隧道"进入胃腔,倒镜观察胃黏膜颜色改变,判断分离止点与 EGJ 的距离。对于乙状结肠型食管,可通过内镜前端附加的透明帽展平食管壁,但较困难。根据以下指标判断是否到达 EGJ:①进镜深度;②进镜阻力,当镜身接近 EGJ 时可感到阻力增加,通过并到达胃黏膜下层时阻力突然消失;③贲门处黏膜下层有栅栏状粗大的平行血管;④黏膜下层内血管分布——食管黏膜下层血管较少,而胃黏膜下层血管明显增多呈蛛网状。

五、肌切开

完全、有效、足够长的肌切开是保证 POEM 操作成功的关键。胃镜直视下从"隧道"入口下方 2cm 处开始,自上而下、由浅入深纵形切开环形肌束至 EGJ 下方 2cm 以上。对于创面出血点随时给予电凝止血。肌切开完成后确认胃镜通过贲门无阻力。为保证疗效,肌切开长度常规为 8~10cm,至少应超过 EGJ 下方 2cm。对于以胸痛和食管痉挛为主要表现的 Ⅲ 型贲门失弛缓症患者,肌切开范围应包括所有异常收缩导致的狭窄环,具体切开长度可通过内镜或测压判断;对 Heller 术后患者的肌切开部位常规选择原手术区对侧,以避免既往手术瘢痕粘连的影响。据复旦大学附属中山医院内镜中心 500 余例 POEM 手术经验,连同纵行肌在内的全层肌切开,可明显缩短手术时间,而并不增加手术相关并发症。为保证长期疗效,建议对症状严重患者行全层肌切开术,尤其是 EGJ 上下 5cm 范围的全层切开。

六、金属夹关闭黏膜层切口

将黏膜下"隧道"内和食管胃腔内气液体吸净,冲洗创面并电凝创面出血点和小血管;用多枚金属夹对缝黏膜层切口。

第二节　常见并发症

POEM 手术和 STER 手术有其共同点,即都要建立食管黏膜下隧道,巧妙利用食管黏膜和固有肌层之间的空间进行操作。建立隧道有以下优点:①缩小创面,减小内镜缝合的难度和技术要求;②造成胃肠道关闭的进出口异位,杜绝穿孔;③减少胃肠道管壁瘘的发生。这两种手术的发明来源于 NOTES 的理念,即利用自然腔道进行内镜外科手术,但又在其基础上进一步拓展。POEM 手术的原理在于在隧道内将食管下段及贲门口的内层环形肌束切断,从而松解食管下端梗阻,使食物能顺利进入胃腔,同时又避免损伤黏膜层,通过建立隧道,使食管壁开口与肌束切断部位不在一个层面上,从而减少食管瘘的发生;STER 手术则是在 POEM 的理念上更进了一步,STER 手术通过打隧道,在隧道内将肿块从固有肌层完整剥离,既能较完整的剥离病灶,又由于食管壁开口与剥离手术范围不在一平面,术后只要仔细缝合食管壁开口,可有效避免术后穿孔、瘘的发生。

但和其他手术方式一样,隧道内镜手术也存在一定的并发症发生的可能。其中最常见的是纵隔、皮下气肿,气胸,以及气腹。究其原因,主要是因为隧道内镜手术对术者技术要求较高,必须具有丰富的内镜诊疗经验,以及较熟练的掌握 ESD 手术技术,并有一定的处理 ESD 手术并发症如出血、穿孔的经历,才能胜任隧道内镜手术。而且食管壁较薄,其肌层分为两层,即内环外纵,而这两层肌往往分界不清晰,在隧道手术中,在切开或分离肌层的过程中,一旦用力不当,较易切断外层纵行肌束,而食管肌层外侧缺乏浆膜层的保护,一旦外层纵行肌束被部分切断,气体可直接进入胸腔,发生皮下气肿、纵隔气肿、气胸等并发症。肌肉层中小血管及侧支循环较为丰富,如术中止血不彻底,术后亦可并发出血。

一、气胸、气腹、气肿

术后如有纵隔、皮下气肿及轻度气胸(肺压缩体积 <30%),患者呼吸平稳、血氧饱和度 >95%,通常不需要特殊处理;对于肺压缩体积 >30% 的气胸,可用静脉穿刺导管于锁骨中线与第二肋间隙交界处行胸腔穿刺闭式引流;膈下有少量游离气体、无明显症状者,一般气体可自行吸收;如腹胀明显,可行胃肠减压,必要时用 14G 穿刺针行腹腔穿刺放气。

二、瘘

【病例】

患者,男,42 岁,因"进食困难 8 年"入院,胃镜及上消化道造影示贲门失迟缓症(图 3-1)。

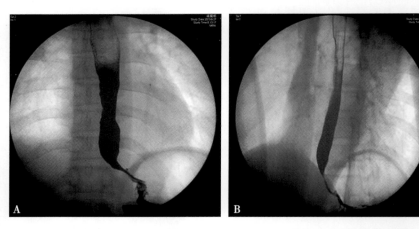

图 3-1　食管吞钡造影示:贲门失弛缓症,食管下段近贲门处改变,小溃疡可能

入院后完善术前准备,于当天下午行 POEM 术,术中见贲门口明显狭窄,胃镜勉强通过,予建立黏膜下隧道,在隧道内完全切断环形肌束,手术顺利。术后予抗炎(奥利妥 + 二代头孢)、抑酸止血补液治疗。术后第 1 天(7 月 2 日)患者无胸闷气急等不适主诉,体温 38℃,继续抗炎(奥利妥 + 二代头孢)、制酸止血对症治疗。白细胞:13.34×10^9/L,中性 91%,行胸部

CT 平扫,示(图 3-2):POEM 术后,颈根部、纵隔气肿,腹腔少许游离气体;左下肺渗出,左侧少量胸腔积液;右肺少许斑片状结节影,考虑慢性炎症可能。

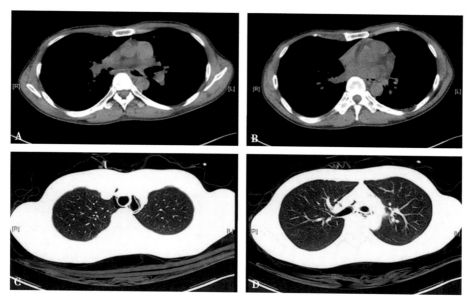

图 3-2　胸部 CT 平扫,示:POEM 术后,颈根部、纵隔气肿,腹腔少许游离气体;左下肺渗出,左侧少量胸腔积液;右肺少许斑片状结节影,考虑慢性炎症可能

7 月 3 日患者体温 38.3℃,午后升至 39℃,无胸闷气急,腹痛腹胀,继续维持原治,禁食,当天行胸部 X 线检查,示:两侧纵隔旁积气,部分肠腔积液。超声示:左侧胸腔肋膈角见 15mm 无回声区,不宜定位。

7 月 4 日患者午后体温达 39℃,仍无明显胸闷气急,白细胞 $13.49 \times 10^9/L$,中性 88.5%,肝肾功能及电解质均在正常范围,行腹部超声示:下腹部见 25mm 无回声区。继续禁食,抗炎(头孢类抗生素改为头孢曲松)、抑酸对症治疗。

7 月 6 日患者午后体温仍然 38.4℃,白细胞 $10.69 \times 10^9/L$,中性 84.8%,肝功能正常,行 CT 胸部平扫示(图 3-3):POEM 术后,颈根部、纵隔气肿,腹腔少许游离气体;两下肺渗出,两侧少量胸腔积液及两肺下叶部分膨胀不全,与 7 月 2 日 CT 片比较,气体减少。

7 月 7 日患者体温仍维持在 38℃ 左右,行超声示:双侧胸腔积液,以左侧为多,遂于局麻下,行左侧胸腔穿刺置管引流,至 7 月 8 日晨共引流出淡黄色液体 100ml。

7 月 8 日在超声介导下行右侧胸腔穿刺,抽出淡黄色液体 200ml,白细胞 $12.25 \times 10^9/L$,中性 75%。

7 月 10 日患者清晨体温降至正常,午后升至 37.8℃,抗生素改为奥利妥 + 二代头孢,辅以抑酸对症治疗,复查超声,示双侧胸腔少量积液,伴腹水,在超声介导下行腹腔穿刺抽液,抽出 155ml 淡黄色液体。每日用生理盐水 + 甲硝唑冲洗腹腔引流管。

7 月 11 日午后体温仍达 38.3℃,白细胞 $17.46 \times 10^9/L$,中性 86.1%,抗生素再次改为头孢曲松,腹部 CT 平扫示(图 3-4):POEM 术后改变,右肾后间隙感染性病变(脓肿)机会大。

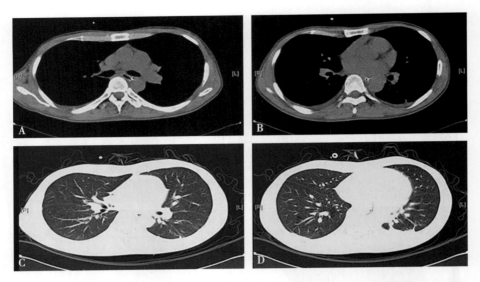

图 3-3　CT 胸部平扫示:POEM 术后,颈根部、纵隔气肿,腹腔少许游离气体;两下肺渗出,两侧少量胸腔积液及两肺下叶部分膨胀不全,与 7 月 2 日 CT 片比较,气体减少

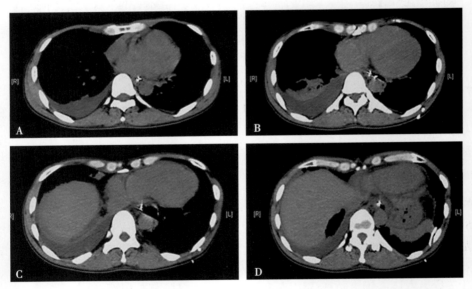

图 3-4　腹部 CT 平扫示:POEM 术后改变,右肾后间隙感染性病变(脓肿)机会大

7 月 12 日患者体温在 37.4~37.8℃之间,再次于超声介导下行腹腔穿刺抽液,抽出淡黄色液体 340ml。7 月 13 日在超声介导下行腹腔置管引流。7 月 14 日引流出约 100ml 淡黄色液体,体温逐渐降至正常,继续维持抗炎抑酸对症治疗。

7 月 18 日起抗生素改为左氧氟沙星,7 月 20 日复查超声,示:后腹膜积液置管术后改变,腹水。当天胸部 CT 示(图 3-5):POEM 术后,腹腔少许游离气体;右侧少量胸腔积液;两肺下叶少许慢性炎症及陈旧灶;右肺小气囊,右肺小结节。

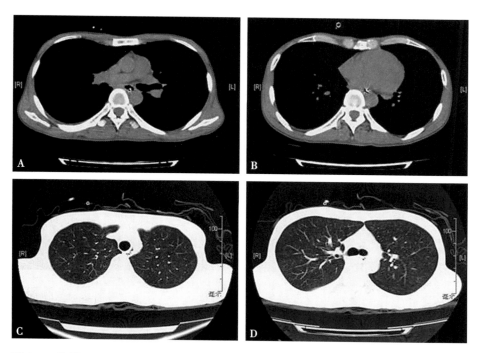

图 3-5　胸部 CT 示：POEM 术后，腹腔少许游离气体；右侧少量胸腔积液；两肺下叶少许慢性炎症及陈旧灶；右肺小气囊，右肺小结节

7 月 22 日行超声复查，在超声引导下，对引流管行生理盐水冲洗，重新固定。患者体温平稳。

7 月 24 日开始流质饮食。7 月 29 日复查超声示：膈下、手术区、胸腹腔未见积液。予拔除引流管，第 2 天出院。

【述评】

隧道内镜技术（POEM）是在经自然腔道内镜外科手术（NOTES）和内镜下黏膜剥离术（ESD）基础上发展起来的一种新的内镜治疗技术。与 ESD 手术一样，隧道内镜手术也存在并发症发生的可能性。除常见的出血、穿孔以及术后胸痛、腹痛腹胀等并发症外，隧道内镜手术特有的最常见并发症是纵隔和皮下气肿以及气胸和气腹。瘘较为少见，本例患者在 POEM 术后发生食管瘘，首先表现为 POEM 术后的最常见并发症是纵隔和皮下气肿以及气胸和气腹，经积极对症抗炎、止血、胸腔穿刺引流后治疗病情缓解。

结合本例患者，我们认为黏膜下隧道内术后发生黏膜下层继发感染可能是瘘发生的基础。术前预防性使用抗生素，术中创面要严密止血，关闭黏膜切口前可以用无菌生理盐水反复冲洗隧道，清除坏死组织和焦痂，术毕严密牢靠地缝合黏膜切口，可以避免术后隧道瘘的发生。

三、出血

POEM 术后出血发生率较低。由于食管下段肌间隙小血管及侧支循环较丰富，因此手术时应随时冲洗创面并予及时电凝、彻底止血。

若患者在术后出现心率加快、血压下降、胸痛进行性加重或呕血、黑便，应考虑"隧道"内出血可能，此时应及时行胃镜探查，将创面及黏膜下隧道内的积血清除，尽可能暴露创面，用热活检钳电凝止血；如不能明确活动性出血点，可用三腔管食管囊压迫止血。对术后出血者应治疗性应用抗生素。

四、腹腔积液

POEM 术后胸腔积液发生率约为 40%。积液量少、无发热者，一般可自行吸收，不需要特殊处理；对于积液量较大、影响呼吸、高热者，可在超声引导下尽快置管引流。

五、感染

主要包括黏膜下"隧道"感染、纵隔感染和肺部感染，是 POEM 术后可能发生的严重并发症。感染原因包括术前食管清洁不充分，术中、术后黏膜下隧道内出血、积液等。因此，术前应充分清洁食管，预防性使用抗生素；气管插管过程中防止误吸；对术中创面进行严密止血，夹闭"隧道"入口前反复用无菌生理盐水冲洗，确保黏膜切口夹闭严密。对于术后肺部炎症、节段性肺不张者，可加强化痰，并静脉使用抗生素。

（周平红　刘靖正）

参考文献

1. Sumiyama K, Gostout CJ, Rajan E, et al. Submucosal endoscopy with mucosal flap safety valve. Gastrointest Endosc, 2007, 65: 688-694.

2. Zhou PH, Shi Q, Zhong YS, etal . New progress in endoscopic treatment of esophageal diseases. World journal of gastroenterology, 2013, 19 (41): 6962-6968.

3. Wang XY, Xu MD, Yao LQ, etal Submucosaltunneling endoscopicresection for submucosal tumors of the esophagogastric junction originating from the muscularis propria layer: a feasibility study (with videos). Surgical endoscopy, 2014, 28 (6): 1971-1977.

4. Cai MY, Zhou PH, Yao LQ . Current status of endoscopicresection in China. Digestive endoscopy, 2012, 24: 1166-1171.

5. Inoue H, Minami H, Kobayashi Y, et al. Peroral endoscopic myotomy (POEM) for esophageal achalasia. Endoscopy, 2010, 42: 265-271.

6. Xu MD, Cai MY, Zhou PH, et al. Submucosal tunneling endoscopic resection: a new technique for treating upper GI submucosal tumors originating from the muscularis propria layer (with videos). Gastrointest Endosc, 2012, 75: 195-199.

7. 周平红, 姚礼庆, 蔡明琰, 等 . 经口内镜下肌切开术治疗贲门失弛缓症的初探 . 中华消化内镜杂志, 2011, 28: 63-66.

8. Von Renteln D, Fuchs KH, Fockens P, et al. Peroral endoscopic myotomy for the treatment of achalasia: an international prospective multicenter study. Gastroenterology, 2013, 145: 309-311.

9. Białek A, Anna WK, Pertkiewicz J, et al. Endoscopic submucosal dissection for treatment of gastric subepithelial tumors (with video). Gastrointest Endosc, 2012, 75: 276-286.

10. 徐美东, 姚礼庆, 周平红, 等. 内镜经黏膜下隧道肿瘤切除术治疗源于固有肌层的上消化道黏膜下肿瘤. 中华消化内镜杂志, 2011, 28: 661-665.

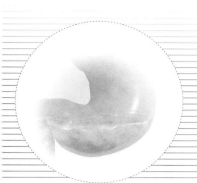

第二篇

胃疾病内镜治疗
并发症的防治

第四章　胃黏膜病变的内镜下治疗

第一节　诊　断

在我国,胃癌是最常见的恶性肿瘤之一,目前手术切除是主要的治疗手段。据统计,外科手术能进行根治的仅占 1/3,术后 5 年生存率仅为 25%,主要原因在于早期胃癌的临床症状不明显,常规 X 线和内镜检查对诊断中晚期癌较为容易,而对于早癌及微小癌则易漏诊。早期发现、早期诊断和早期治疗,对于改善胃癌患者预后具有重要的意义。

一、癌前病变

胃癌前病变包括慢性萎缩性胃炎、肠化生和胃黏膜上皮不典型增生,多表现为黏膜发红、发白或血管网消失等,普通胃镜与病理活检一致性不高,病变较易漏诊。不典型增生或肠上皮化生往往发生于溃疡边缘或隆起、糜烂病变处;特别是重度不典型增生,因诊断标准差异,在日本可能被诊断为早期癌。完全性大肠型肠上皮化生也与胃癌关系密切。日本的经验认为,对重度不典型增生,宜 1~3 个月内随访;中度不典型增生,3~6 个月内随访;轻度不典型增生则 1 年内随访。

(一)胃息肉

常见,发病率较结肠息肉为低,占所有胃良性病变的 5%。组织学类型分为肿瘤性息肉(腺瘤性)和非肿瘤性息肉(增生性、错构瘤性和炎性)。

1. 腺瘤性息肉　多见于男性,占胃息肉的 5%~15%,多继发于胃黏膜的肠上皮化生,主要分布在胃窦,病理分为管状腺瘤和乳头状腺瘤。管状腺瘤多平坦,呈广基隆起,单发或多发,单发多见,较小,直径一般 1cm 左右(图 4-1)。平坦型管状腺瘤生长缓慢,随访多年可无明显变化,但仍为癌前状态。乳头状腺瘤,又称绒毛状腺瘤,多位于胃窦部,广基而无蒂,直径多在 2cm 以上(图 4-2),具有癌变的潜在危险。周围黏膜常有萎缩,故息肉颜色比周围要深,仔细观察时表面呈乳头状或裂隙状,常有分叶,多有糜烂或小溃疡。除非发生恶变,一般可被活检钳推动。

胃腺瘤的癌变率不一,一般为 30%~40%,恶变程度与息肉的大小和病理类型有关。管状腺瘤的癌变率约为 10%,恶变率与其组织学异常增生程度正相关;乳头状腺瘤恶变率高于管状腺瘤,高达 50%~70%,与其大小正相关。腺瘤虽属良性,但腺上皮往往有不同程度的异型增生,不典型增生是腺瘤性息肉癌变的先兆。腺瘤内可发生原位癌乃至浸润癌。胃腺瘤

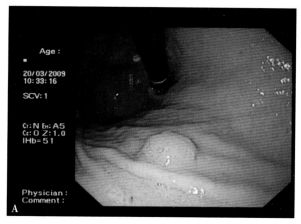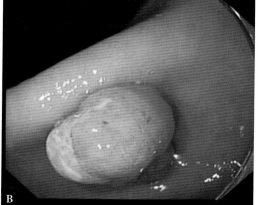

图 4-1　胃管状腺瘤

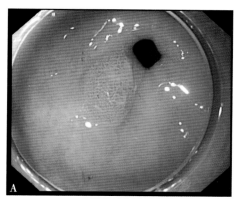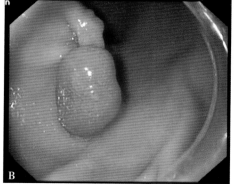

图 4-2　胃乳头状腺瘤

性息肉除本身有恶变可能外,胃息肉以外其他部位也可伴有恶性肿瘤。因此胃镜检查发现较大的单发息肉外应仔细检查胃其他部位。

2. 增生性息肉　较常见,为腺瘤性息肉发生率的 10 倍左右。以胃窦部居多,好发于残胃,恶变较少见。在胃内分布无规律,呈多发性,直径 <1.5cm(图 4-3)。增生性息肉并不是癌前病变,但 10%~20% 的增生性息肉患者可在胃内其他部位发生胃癌,胃癌患者也往往伴有增生性息肉。多数情况下增生性息肉并无临床意义,发生增生性息肉胃黏膜可能伴有萎缩、不典型增生和肠化,应予重视。

3. 炎性息肉　胃黏膜炎症可呈结节样改变,病理表现为肉芽组织而无腺体成分。息肉较大时可超过 5cm(图 4-4)。

(二)慢性萎缩性胃炎和肠上皮化生

慢性萎缩性胃炎(chronic atrophic gastritis,CAG)、肠化和胃癌关系密切。有慢性萎缩性胃炎和肠化的人群发生胃癌的危险性是普通人群的 25 倍。流行病学资料表明胃黏膜活检 CAG 检出率与胃癌死亡率呈正相关。

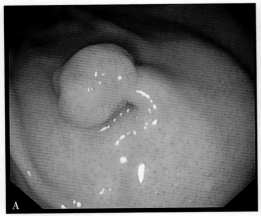
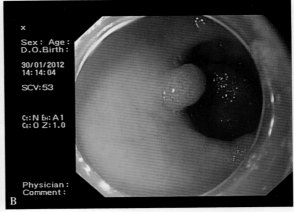

图 4-3　胃增生性息肉

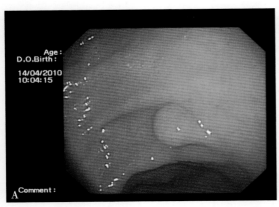
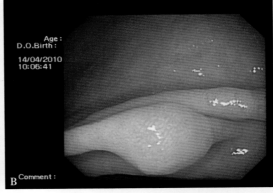

图 4-4　胃炎性息肉

慢性萎缩性胃炎的组织学改变主要是黏膜腺体减少甚至消失,黏膜层变薄。胃镜下表现为:①黏膜颜色改变;②黏膜下血管显露;③黏膜皱襞减少或消失;④可伴有增生或肠化生等改变(图 4-5)。

在慢性萎缩性胃炎中,正常的腺体减退或消失,胃黏膜上皮经常发生肠上皮化生和异型增生。肠化分两型,Ⅰ型为小肠型,含有表现出小肠上皮特征的颗粒;Ⅱ型为大肠型,呈结肠上皮特征。研究发现胃癌高发区胃组织中肠化检出率为低发区的 2.3 倍,但并不是所有的肠上皮化生都是癌前病变,只有大肠型中的某些亚型才与胃癌有密切关系,并可能成为癌前病变。

(三)胃黏膜上皮不典型增生

在正常的胃黏膜上皮中不会出现不典型增生。

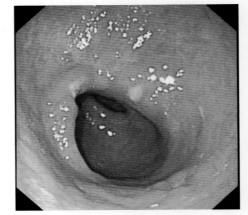

图 4-5　慢性萎缩性胃炎

胃黏膜上皮不典型增生的主要病理特征是上皮细胞出现异型性,分化异常,黏膜紊乱。不典型增生分轻、中、重三级,重度不典型增生常与分化较好的早期胃癌难以区别。不典型增生在胃癌高发区检出率约为 10%~20%,不典型增生检出率表现出与胃癌较为一致的特征:随年龄增长而增加,男性高于女性,病变多见于胃窦和胃角。

绝大多数患者其不典型增生程度可逐渐退缩或保持稳定,临床上仅 10% 的患者其不典型增生的程度在 5~15 年期间不断进展。高度不典型增生可能是胃癌发展过程中一个短暂时期。胃上皮不典型增生通常出现在萎缩性胃炎或肠化生的情况下,经常和胃癌同时出现,不典型增生和胃癌同时出现可能是共同的致病因素作用的结果。

(四) 胃溃疡

除有明确诱因的胃溃疡,如应激性溃疡、非甾体抗炎药相关溃疡,均应随访。胃溃疡患者服用 PPI 后复查胃镜,如病灶缩小、愈合,仍应重视对缩小的病灶或瘢痕取病理检查,因 PPI 治疗可使恶性溃疡假性愈合。英国胃肠外科、胃肠病学、胃肠肿瘤协会所制定的胃癌处理指引中也提出,胃溃疡应随访和重复活检。

(五) 残胃

Billroth Ⅰ 式或 Billroth Ⅱ 式远端胃切除患者中,常有十二指肠胃反流、胆汁反流导致的胃黏膜损伤,最终出现残胃癌。一组资料认为,胃切除手术包括胃癌手术后,患者应以每间隔 2 年复查一次胃镜的随访为宜。

二、早期胃癌

迄今为止,还没有哪一种实验室检查能够确诊胃癌,胃镜结合病理组织学检查仍是目前诊断早期胃癌唯一有效的手段。关于早期胃癌的定义仍有争论,目前还是沿用 1962 年日本内镜学会提出的定义,即胃癌仅侵犯黏膜及黏膜下层而未达到肌层,无论有无淋巴结和远处转移者。肿瘤未穿透黏膜肌层又称为黏膜内癌,直径 <5mm 的称为微小胃癌。

(一) 分型

早期胃癌在内镜下分型采用日本内镜学会推荐的分类法。

隆起型(Ⅰ型):隆起高度 >5mm,可呈无蒂、亚蒂或有蒂息肉状隆起,表面略显粗糙不平。

平坦型(Ⅱ型):病变隆起及凹陷均不显著,可分为以下三个亚型。

表浅隆起型(Ⅱa 型):隆起高度 <5mm,为扁平隆起,表面凹凸不平,与周围黏膜略为不同。

表浅平坦型(Ⅱb 型):可仅表现为黏膜局部色泽改变,红斑、苍白或糜烂等,这一型的特征主要是黏膜色泽改变,与周围黏膜明显不同,故也可称为胃炎样胃癌。

表浅凹陷型(Ⅱc 型):为早期胃癌最常见的一种,表现为黏膜表面的一种不规则凹陷,其周边皱襞集中,可有皱襞中断现象。

凹陷型(Ⅲ型):其典型病变为溃疡,周边粗糙,略显不规则。

在各类早期胃癌中,以溃疡型Ⅱc 型、Ⅲ型和Ⅱ+ Ⅲ型为最多见,占早期胃癌的 2/3 以上。

（二）各型早期胃癌内镜特征

1. Ⅰ型早期胃癌　病变隆起厚度超过黏膜厚度2倍。一般隆起高度 >0.5cm，直径 >2cm，无蒂或有亚蒂，隆起表面不平，呈颗粒或结节状（图4-6）。本型需与 Borrmann Ⅰ型中晚期胃癌、恶性间质瘤、良性息肉等相鉴别。

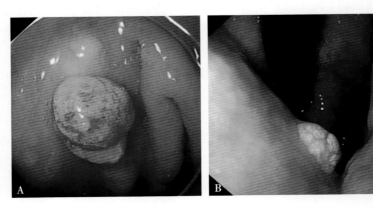

图4-6　Ⅰ型早期胃癌

2. Ⅱa型早期胃癌　为扁平状隆起，其高度不足黏膜厚度的2倍，又称表浅隆起型早期胃癌。隆起形态不一，可呈圆形、椭圆形、葫芦形、马蹄形，色泽与周围黏膜相似或稍带苍白，表面可有出血、糜烂或白苔附着（图4-7）。

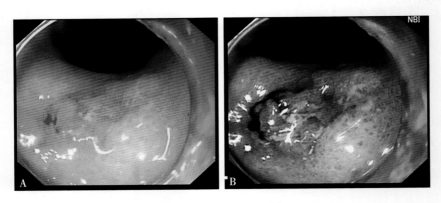

图4-7　Ⅱa型早期胃癌

3. Ⅱa+Ⅱc型早期胃癌　病变为浅隆起，顶部有浅凹陷（图4-8）。本型需与Ⅱa型早期胃癌、Borrmann Ⅱ型胃癌、良性胃溃疡等相鉴别。

4. Ⅱb型早期胃癌　病变隆起及凹陷均不明显，故称为表面平坦型早期胃癌。内镜特征是黏膜退色，失去黏膜原有的光泽，也可呈斑片状发红，触之易出血，表面常有黏液附着，大多 <1cm（图4-9）。本型最少见。

5. Ⅱc型及Ⅱc+Ⅲ型早期胃癌　最常见，约占早期胃癌的1/2~1/3。病变内镜下具有以下特征：①边界清晰，呈阶梯状凹陷；②凹陷周围有黏膜皱襞的变化，如突然中断，虫咬状中

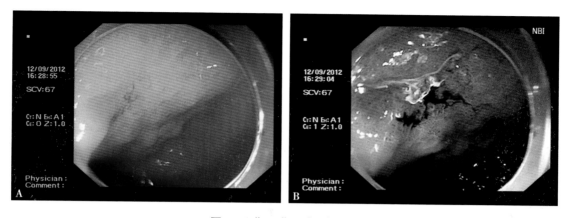

图 4-8　Ⅱa+Ⅱc 型早期胃癌

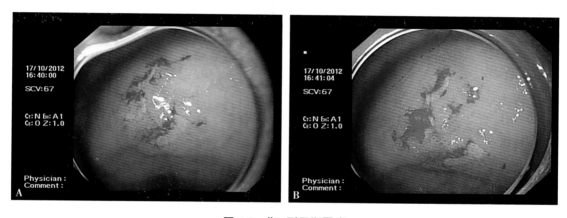

图 4-9　Ⅱb 型早期胃癌

断,末端呈鼓槌样增粗等;③凹陷部表面凹凸不平;④从侧面观察病变,可呈现出僵硬、凹凸不平的胃壁弧形变(图 4-10)。

　　Ⅱc 型早期胃癌癌灶大小不一,大者可至 10cm 以上而未向深层扩散,小者可不到 1cm,易被误认为良性糜烂。

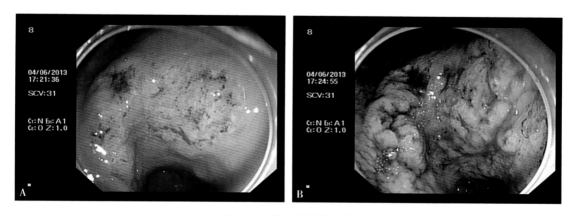

图 4-10　Ⅱc 型早期胃癌

在浅凹陷癌灶中央有深凹陷,则称为Ⅱc+Ⅲ型早期胃癌,内镜下深凹陷处有厚白苔被覆(图 4-11),其他改变与Ⅱc相同。

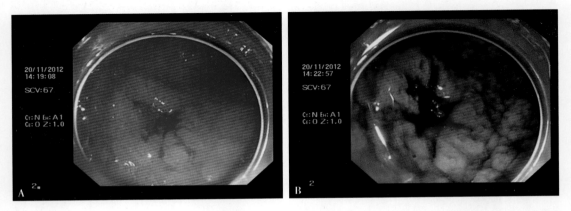

图 4-11　Ⅱc+Ⅲ型早期胃癌

6. Ⅲ型及Ⅲ+Ⅱc型早期胃癌　Ⅲ型早期胃癌凹陷较深。实际上癌灶均在溃疡边缘较为平坦或凹陷的部位,单纯的Ⅲ型早期胃癌较难发现,临床上以Ⅲ+Ⅱc型为多见(图 4-12)。

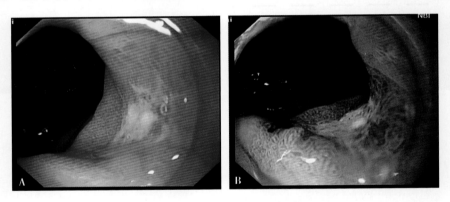

图 4-12　Ⅲ+Ⅱc型早期胃癌

(三) NBI 放大新分型

基于 NBI 结合放大内镜对早期胃癌表面的腺体和微血管进行观察,综合腺体和微血管的不规则形态而进行的分型,共分为四型。

1. FNP(Fine-Network Pattern)　网状结构型的微血管围绕腺管开口(图 4-13)。

2. ILL-1(intra-lobular loop-1)　小叶内环型 -1,微血管的形态呈环形,位于乳头状的腺体内(图 4-14)。

3. ILL-2(intra-lobular loop-2)　小叶内环型 -2,在 ILL-1 型的基础上,环形的微血管和乳头状腺体出现断裂(图 4-15)。

4. CSP(corkscrew pattern)　螺丝钻样型,腺体结构破坏消失,出现大量呈螺丝钻样的不规则微血管(图 4-16)。

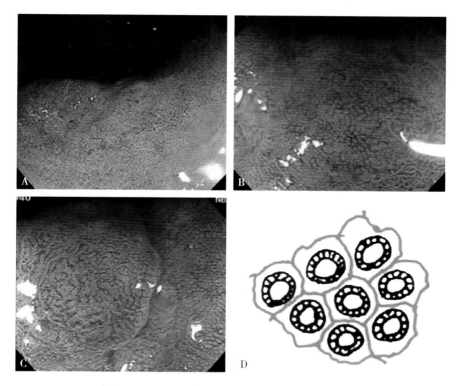

图 4-13　FNP 网状结构型的微血管围绕腺管开口

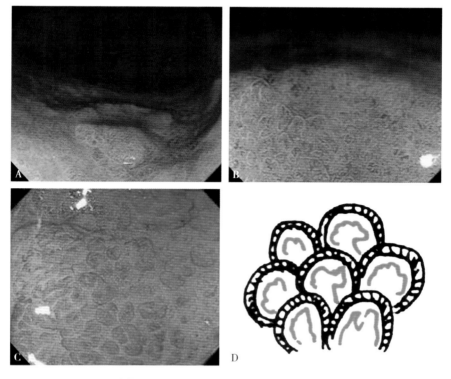

图 4-14　小叶内环型 -1,微血管的形态呈环形,位于乳头状的腺体内

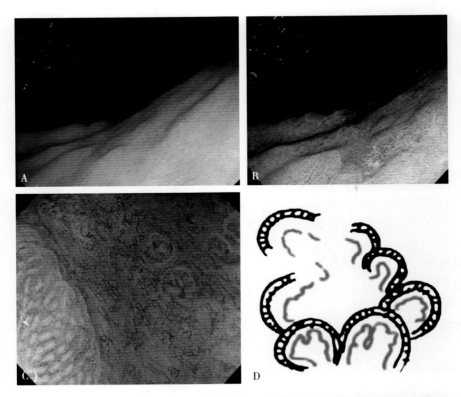

图 4-15 小叶内环型 -2,在 ILL-1 型的基础上,环形的微血管和乳头状腺体出现断裂

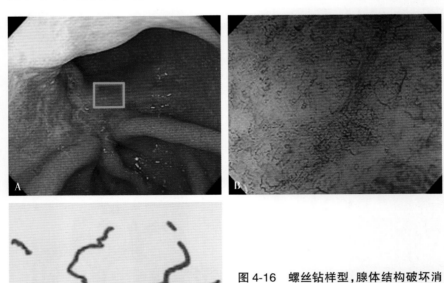

图 4-16 螺丝钻样型,腺体结构破坏消失,出现大量呈螺丝钻样的不规则微血管

（四）临床特点

早期胃癌以男性居多,发病年龄大多在 45 岁以上。除普查发现者外,大多数患者都有不同程度的上消化道症状,如不规则上腹部疼痛、返酸、嗳气等,这些症状与常见的慢性良性胃部疾病的症状并无区别。病变发生部位多在胃窦和胃体小弯处。早期胃癌预后良好,5 年生存率 >90%。

对中年以上有上消化道症状的患者进行胃镜检查,是目前发现早期胃癌的主要方法。早期胃癌的内镜表现缺乏特征性,主要表现为黏膜粗糙,触之易出血,斑片状充血及糜烂等,主要靠内镜医师进行全面仔细的观察,尤其是重视微小性或凹陷性病变及表浅糜烂点,在可疑之处取活组织检查,必要时行黏膜大块活检明确诊断。内镜医师应具有发现早期胃癌的意识,有意识寻找病灶并进行活检。对于隆起型病变,活检病灶顶端或基底部,特别是糜烂、出血、变色及结节样改变、脆性增加、触之易出血处;对于平坦病灶,活检病灶中心;对于凹陷型病灶,活检凹陷内侧壁。取材时尽可能多点活检,以提高阳性诊断率。但是,由于内镜检查前制酸剂的使用、患者就诊时间的延迟、内镜医师对早期胃癌内镜下的表现缺乏认识,仍有部分早期胃癌患者在初次内镜检查的时候被漏诊。随着内镜技术的发展,一些特殊的内镜检查方法也被运用进来。早期胃癌的组织分型与放大内镜下的特征(表 4-1)。

表 4-1　早期胃癌表面特征

内镜描述	肉眼分型	组织分型	
		分化型	未分化型
乳头状、绒毛状突起	I	0	
类绒毛状、颗粒样突起	I、IIa	0	
粗糙、变形的 FP、SP	IIa、IIb、IIc	0	0
崩解、退色的 FP、SP 甚至没有结构的黏膜	IIc		0

FP(foveolar pattern,胃小凹型),SP(sulciolar pattern,胃小沟分型)

（1）超声胃镜:早期胃癌因类型不同而有不同的声像图,EUS 能准确判断早期胃癌浸润深度和淋巴结转移情况(图 4-17),对癌巢浸润范围的诊断优于普通胃镜,与病理标本检查符合率高。隆起性胃癌黏膜粗厚,呈低回声;凹陷型胃癌黏膜层缺损,可侵入黏膜下层;对于肉眼不易发现的早癌,癌灶局限于黏膜下层、而黏膜表面无明显形态和色泽改变者,EUS 仍可判断。最新的三维内镜超声可对早期胃癌进行良好成像,从而评估肿瘤的浸润深度(图 4-18)。

（2）染色内镜:常用亚甲蓝,根据染料可与癌细胞所分泌的黏液紧密结合,并向癌组织间隙侵袭的原理进行。细胞在异型分化的过程中,分化程度越差,分泌的黏液逐渐增多,其着色的程度逐渐加深。癌和各类异型增生的恶变程度不同,亚甲蓝染色的程度也不同;即亚甲蓝着色越深的部位,其黏膜癌变的可能性越大。色素内镜的优点:良恶性染色不同,容易进行鉴别诊断;对癌变区域判断更准确,可提高活检阳性率;能观察胃小区的大小、形态及排列方式;能显示黏膜表面的细小凹凸结构(图 4-19)。

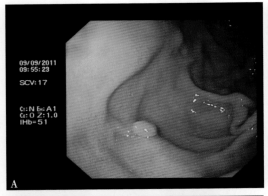
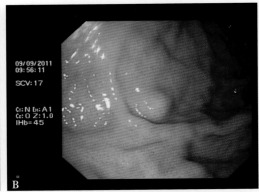

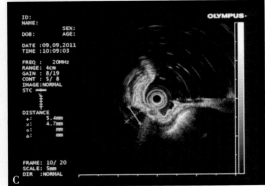

图 4-17　早期胃癌 EUS 诊断

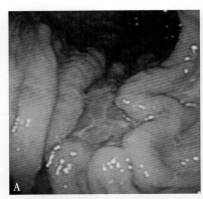
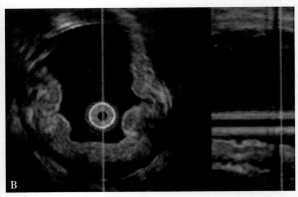

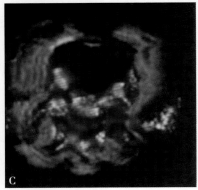

图 4-18　早期胃癌的 3D-EUS 图像

A. 胃体溃疡（Ⅱb）；B. 低回声病灶浸润黏膜下层（T₁），胃壁周围未见淋巴结；C. 3D 微探头扫描，表面结构 3 维重建

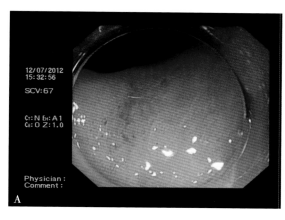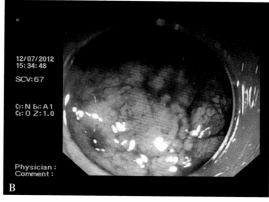

图 4-19　早期胃癌的染色观察

　　煌蓝染色的效果较好,良恶性病变色调可形成鲜明对比,即内镜下良性病变呈蓝色,恶性病变呈红色,易于鉴别,但国内不常用。

　　(3) 放大内镜:20 世纪 60 年代后期放大内镜开始应用于胃黏膜观察,放大内镜的放大倍数可由操作者自行调节,目前最高可放大 100 多倍。由于放大倍数和图像清晰度的提高,放大内镜对消化道黏膜腺管开口形状、微血管的形态及病变的细微变化均清晰可辨(图4-20),其观察的对象主要为胃小凹和黏膜小血管,结合黏膜染色,可使病灶显示清晰,同时可观察 pit 分型,可以准确地反映病变组织的病理学背景,区分增生性、腺瘤性和癌性病变,从而大致判断是否有胃癌及癌前病变,对可疑部位进行定点活检,提高胃癌及癌前病变的检出率(图 4-21,图 4-22)。

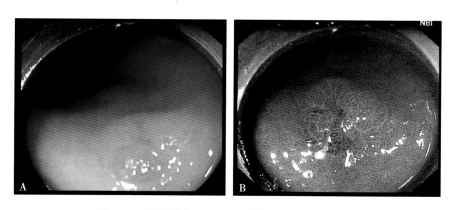

图 4-20　胃黏膜中至重度异型增生的放大内镜观察
A. 自然光下所见病灶;B. NBI 将病变区域与良性区域区别开来

　　按照 Kudo 等将黏膜小凹(pit pattern)分为 5 型,出现构型紊乱现象应警惕可能有早期癌或进展癌的存在:Ⅰ型为圆形,无构型紊乱表现;Ⅱ型为短小棒状或星芒状,是增生性病变的典型形态,多见于增生性息肉;Ⅲ型为管状或类圆形,可相互连接呈树枝状,是凹陷型肿瘤的基本形态,需警惕恶性病变的存在;Ⅳ型呈斑块状或脑回状,主要见于绒毛状腺瘤;Ⅴ型为

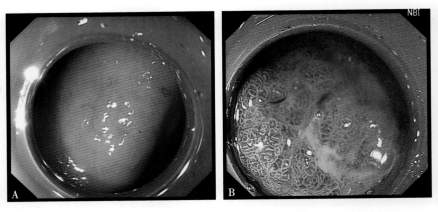

图 4-21　早期胃癌的放大内镜观察
A.胃角黏膜高级别瘤变;B.放大观察可见不规则黏膜腺开口及腺管破坏区

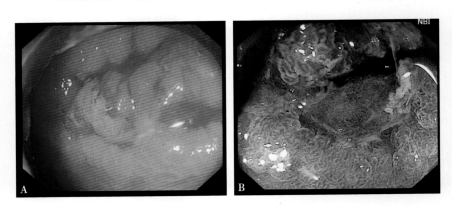

图 4-22　早期胃癌的放大内镜观察
A.胃窦高级别瘤变;B.放大观察可见不规则黏膜腺开口及腺管破坏区

绒毛状,排列不规则,大小不均或无结构,可诊断为黏膜下癌甚至进展期癌。

　　由于胃黏膜腺口形态受慢性炎症和萎缩的影响较多,而且即使是胃癌也往往表现多种腺口形态,因此即使镜下看到明显异常或不规则分布的早期胃癌腺口,往往也很难作出诊断,如出现参差不齐的结节或无结构的黏膜并伴有异常的血管网则较为容易判断。

　　(4)窄带成像:放大内镜加窄带成像(NBI)能较好显示黏膜血管,通过照射到胃黏膜中已肠化生的上皮顶端可产生淡蓝色冠,可根据这一特点在萎缩性胃炎中识别肠上皮化生的区域,预测胃癌的组织学特征。NBI作为一种新兴的内镜技术,已初步显示出它在消化道良、恶性疾病的诊断价值(图 4-23)。由于NBI是通过血管的对比来增强病变,这与染色内镜通过增加病变表面形态对比有着机制上的差别。因此,这两种内镜技术应是互相补充,而不是相互代替。

　　(5)荧光内镜:荧光法以荧光为基础的胃镜成像和胃肠道光谱学的最新技术作为普通胃镜的补充,有外源性荧光物质注射法和自体荧光诊断,检测结果可靠并可检测病情的发展。荧光内镜能够发现内镜下不明显的病灶,能够确定传统内镜下不清楚的胃癌病灶的边界,而

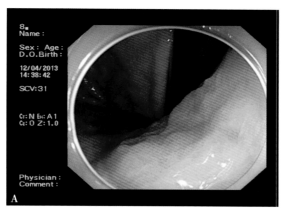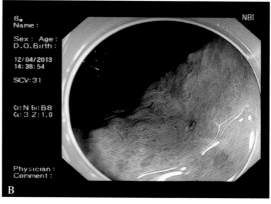

图 4-23　胃体溃疡的 NBI 表现

A. 内镜下见胃体溃疡；B. NBI 示病灶清晰，胃黏膜表面改变清晰可见

且不同经验水平的内镜医师其诊断的结果有较好的一致性。

（6）共聚焦激光显微内镜：这是一种全新的内镜检查技术，已在科学实验中较普遍使用。这一技术的核心是在内镜的头端加上一个极小的激光共聚焦显微镜。它可以提供放大1000 倍的图像，可以在内镜检查时进行活组织表面下成像，为体内组织学提供了快速、可靠的诊断。目前国外研究已经将共聚焦激光显微内镜用于早期消化道肿瘤及其癌前病变，所得到的实时显微图像与传统的病理组织图像有很好的一致性，对胃癌及癌前病变作出体内的即时诊断。

第二节　常用手术方法

一、内镜黏膜切除术

对于胃癌前病变和早癌来说，内镜黏膜切除术（endoscopic mucosal resection，EMR）适用于：①浸润深度较浅，无淋巴结转移的早期肿瘤；②为获得组织标本，而常规活检未能明确诊断的病理学诊断；③消化道扁平息肉、早期癌和部分来源于 mm 和 sm 的 SMT。2001 年日本胃癌协会制定的 EMR 公认适应证为：①直径小于 20mm 的隆起型黏膜内癌；②直径小于10mm 的无溃疡凹陷型癌；③局限于黏膜内，直径小于 30mm 的肠型腺癌。上述适应证意味着没有淋巴结转移，局部治疗可达到根治。而对于癌浸润达 sm2 以下、癌溃疡或癌溃疡瘢痕、周围黏膜皱襞集中、病变抬举不良和抬举征阴性者、手术后吻合口周围病变则属于 EMR 的禁忌证。

EPMR，即黏膜分片切除术，适用于直径在 20~30mm 的较大的平坦型病变。对于很大的病变，EPMR 操作难度很大，要求术者具备较高的技巧，而且 EPMR 切除的组织标本体外拼接困难，不易进行根治评估，易导致病变残留和复发。

二、内镜黏膜下剥离术

对于胃癌前病变和早癌,内镜黏膜下剥离术(Endoscopic Submucosal Dissection,ESD)治疗适应证包括以下几项。①不论病灶大小,无合并溃疡存在的分化型黏膜内癌。②肿瘤直径≤30mm,合并溃疡存在的分化型黏膜内癌。③肿瘤直径≤30mm,无合并溃疡存在的分化型Sm1黏膜下癌。④肿瘤直径≤20mm,无合并溃疡存在的未分化型黏膜内癌。⑤大于20mm的胃黏膜上皮内高级别瘤变。⑥EMR术后复发、再次行EMR困难的黏膜病变。⑦高龄、有手术禁忌证或疑有淋巴结转移的黏膜下癌,拒绝手术者可视为ESD相对适应证。另外,胃良性肿瘤,如胃息肉、平滑肌瘤、异位胰腺、脂肪瘤等,也通过ESD及其衍生技术治疗,完整切除病灶。

第三节 常见并发症的防治

一、术中出血

内镜手术术中出血一般难以避免,因此,预防出血比出血后止血更为关键,术中应有意识的预防出血,发现裸露血管应及时处理。对于较小黏膜下层血管,应用针形切开刀或APC直接电凝;而对于较粗的血管,用热活检钳钳夹后电凝血管。对于术中出血,可使用各种切开刀、热活检钳或止血夹等止血。冲洗创面,保持视野清晰至关重要。改变体位对于视野保持有帮助。盲目止血会导致穿孔发生。

胃EMR或ESD术中出血原因主要与病变部位血供丰富、通电切除过程中电凝不足有关。因此,在手术过程中,预防出血比止血更关键,应有意识预防出血,及时发现裸露血管并处理,对于较小黏膜下层血管,应用针形切开刀或APC直接电凝;而对于较粗的血管,用热活检钳钳夹后电凝血管。

术中出血分为渗血、涌血和喷射性出血。对于术中出血,可使用各种切开刀、热活检钳或止血夹等止血。冲洗创面,保持视野清晰至关重要,改变体位对于视野保持有帮助(图4-24)。盲目止血会导致穿孔发生。当较凶猛的涌血或动脉性喷血时,可用止血夹止血,一般能起到较好的效果。术后发现活动性出血,应尽早实施内镜检查,针对出血情况进行止血(图4-25~ 图4-27)。

【病例】 术中出血,中转手术治疗

王某,女,54岁,以"发现胃体占位1周"于2011年12月26日入院。入院后完善术前准备,当天下午行内镜手术,术中见胃底至胃体小弯侧偏后壁巨大扁平息肉,绒毛状,予EPMR切除。术后予禁食,胃肠减压,抗炎制酸止血治疗,术后第2天拔除胃管,予流质饮食,术后第3天出院。术后病理报告:(胃体、胃底)绒毛状管状腺瘤,伴腺体表面上皮中到重度异型增生,基底未见病变累及。2012年1月4日补充报告:(胃体,胃底)绒毛状管状腺瘤伴表明上皮呈中至重度异型增生,经深切片,少许灼伤切缘内可见增生腺体。

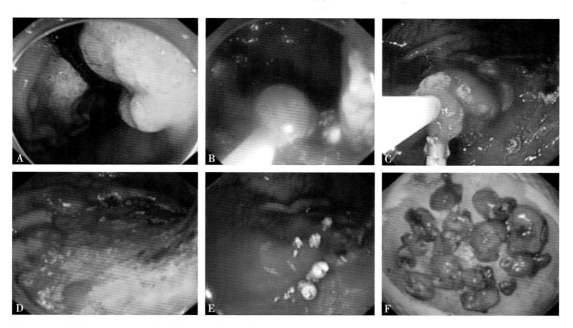

图 4-24　胃体病变 EPMR 切除创面多个出血点，逐一电凝和金属夹夹闭；选用带注水内镜，改变体位对于术中止血有帮助

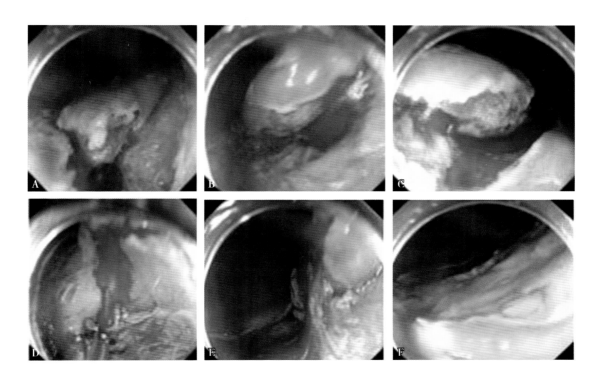

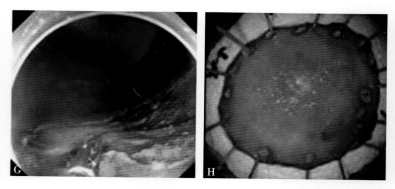

图 4-25　剥离创面出血,明确出血点后热活检钳夹闭、电凝黏膜下层小血管

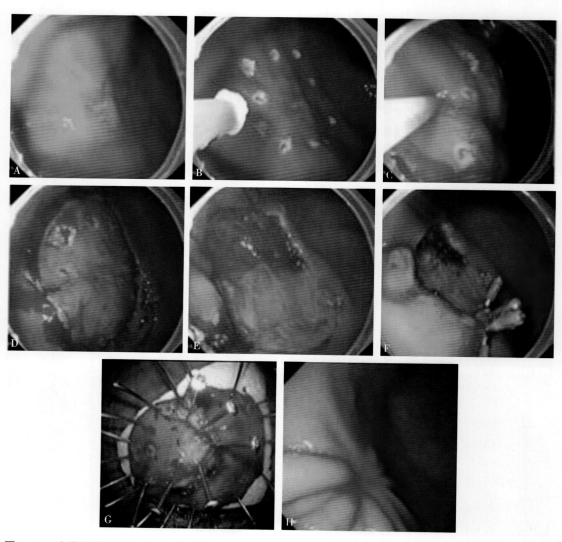

图 4-26　边缘黏膜切开中出血,无法辨认出血点,估计很快可以完成剥离,先剥离病变再电凝和金属夹止血

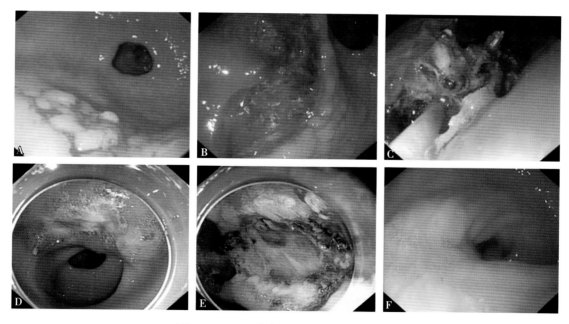

图 4-27　ESD 术中出血,组织蛋白胶止血

　　该患者三个月后因胃镜发现创面有病灶残留,再次于 2012 年 3 月 20 日入院。完善术前准备,于当天下午行内镜手术。术中见胃底至胃体小弯侧仍可见巨大扁平息肉,绒毛状,周边见黏膜皱襞集中,因术中创面出血,量多,出血汹涌,视野不清,手术无法继续,遂终止手术返回病房,同时联系手术室,预备开腹止血。在等待手术过程中(约一小时),患者胃管引流出新鲜血性液体,量约 100ml,伴大汗淋漓,血压 85/42mmHg,心率 98 次 / 分,SO_2 98%,予备血,急查血常规,羟乙基淀粉静注,完善术前准备,急诊行开腹手术。术前血常规示:血红蛋白 58g/L,Hct20.1%,白细胞 15.79 × 10⁹/L。术中予胃体前壁切开胃壁,吸尽胃内血块,见肿块位于胃体前壁,直径约 8cm,呈绒毛状,遂沿肿块边缘楔形切除肿块及胃壁,对缝创面,术后腹腔置管引流,胃管引流,术中出血 100ml,输血 800ml,术后头孢三代 + 甲硝唑抗炎,质子泵抑制剂制酸,止血药物治疗,保持腹腔引流管通畅。术后有反复低热,超声示腹腔少量积液,CT 示:胃体上部及后壁旁腹腔感染,伴脓肿形成,胸腹腔积液。患者拒绝行创伤性穿刺,继续抗炎禁食保守治疗,保持腹腔引流管及胃管通畅。术后第 6 天肛门排气,术后第 7 天进食流质,术后第 9 天出院。术后病理:绒毛状管状腺瘤伴病变中央局灶区癌变(范围约 3mm),癌组织浸润黏膜下层,肿物距一侧切缘 1mm,四周切缘未见肿瘤累及。现密切随访中(图 4-28)。

【述评】

　　内镜治疗的出血包括急性术中出血及术后延迟出血,急性术中出血又分为少量和大量出血。急性术中少量出血是指术中创面渗血或喷射性出血持续 1 分钟以上,内镜能成功止血;急性术中大量出血是指术中活动性渗血或喷射性出血,内镜止血困难,需中断手术和(或)需输血治疗。有研究发现 ESD 出血的独立危险因素为病变部位(贲门或胃底部)和病变面

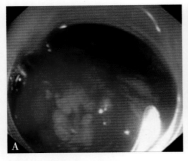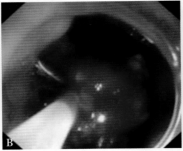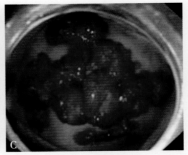

图 4-28　内镜治疗过程

积（随着病变面积增大其危险度随之提高）。考虑这与食管 - 胃连接处黏膜下丰富的血管结构、肌层较薄及缺少浆膜层有关。同时，因该部位解剖结构、管腔生理性蠕动的特点及呼吸、心跳的影响，导致在该部位操作 ESD，空间小、视野受限、需要内镜反转操作，进而增加了操作难度及操作时间，所以该部位的 ESD 操作往往是不推荐的，特别是胃底大弯与贲门交接部位的较大面积肿瘤。研究还发现病灶不能完全抬举的病例极易发生出血、穿孔及不能一次性整块切除，这与术前病理活检及 EUS 检查结果对肿瘤侵犯层次的判断不准确有关。所以 ESD 术前进行 EUS 并得到准确的结果对并发症的预防有着重要的作用，术中如发现病灶抬举不良，应果断终止 ESD 操作。另外，ESD 术前多久须停用抗凝及抗血小板药物，目前仍无临床指南及公认的文献报道。对于术中出血量大，内镜下止血困难的患者，要果断的改为常规手术治疗。

二、迟发性出血

内镜手术，特别是 EMR 或 ESD 术后发生迟发性出血是最常见，也是最重要的并发症之一。尤其是 ESD 由于手术创面大，范围广而且较深，即便是在术中已经确认止血完全，有时术后也难免会发生迟发性出血，常表现为术后 0~30 天内出现呕血或者黑便等临床症状，术后出血的 75% 病例发生在 ESD 术后 24 小时以内，其余 25% 病例发生在 2~30 天之内。

研究表明，发生迟发性出血与病变部位、切除病变的大小以及创面是否进行凝固处理密切相关。对于胃部病变，胃部上 1/3 的病变出血发生率约 1%，而胃中、下 1/3 为 7%~8%，发生率显著高于胃上部。迟发性出血还与下述因素相关：①电凝过度使组织损伤较深，焦痂脱落后形成溃疡引起迟发性出血。②电流功率选择过弱，电凝时间过长，造成电凝过度，使残端创面溃疡过大、过深。③高血压、动脉硬化或有凝血功能障碍者，在焦痂脱落时血管内血栓形成不全，易引起迟发性出血。④术后活动过度，饮食不当，大便干燥、便秘等导致焦痂过早脱落，引起创面损伤而出血。⑤术中结扎之尼龙绳过紧或过松。其他因素如年龄、性别、以往病史、并发症的有无、既往是否服用抗凝剂、剥离深度、手术时间、手术医师的经验，与术后迟发性出血并无必然联系。

对于胃部病变内镜治疗后迟发性出血的处理，我们参照急性非静脉曲张性上消化道出血诊治指南的意见进行处理。急性消化道出血诊疗流程如图 4-29：

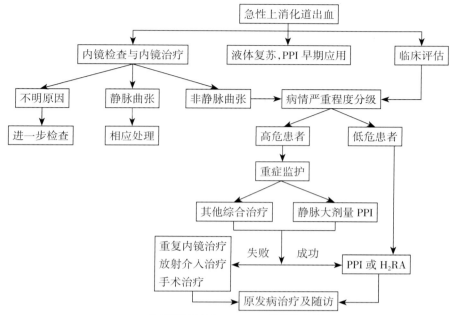

PPI：质子泵抑制剂；H₂RA：H₂ 受体拮抗剂

图 4-29　急性消化道出血诊疗流程

患者出现呕血和(或)黑便症状,可伴有头晕、面色苍白、心率增快、血压降低等周围循环衰竭征象,内镜治疗术后出血诊断基本可成立。部分患者出血量较大、肠蠕动过快也可出现血便。少数患者仅有周围循环衰竭征象,而无显性出血,此类患者不应漏诊。失血量的多少和出血是否停止的判断决定了治疗方式的选择、改变和终止。

失血量的判断:因呕血与黑便混有胃内容物与粪便,而部分血液贮留在胃肠道内未排出,故难以根据呕血或黑便量判断出血量。常根据临床综合指标判断失血量的多寡,如根据血容量减少导致周围循环的改变(伴随症状、脉搏和血压、实验室检查)判断失血量,休克指数(心率／收缩压)是判断失血量的重要指标。体格检查中可以通过皮肤黏膜色泽、颈静脉充盈程度、神志和尿量等情况判断血容量减少程度,客观指标包括中心静脉压和血乳酸水平。大量出血是指出血量在 1000ml 以上或血容量减少 20% 以上,急需输血纠正。

活动性出血的判断:若患者症状好转、脉搏及血压稳定、尿量足,提示出血停止。大量出血患者可考虑留置并冲洗胃管,对判断是否有活动性出血有帮助。临床上,下述证候与实验室检查均提示有活动性出血:①呕血或黑便次数增多。呕吐物呈鲜红色或排出暗红色血便,或伴有肠鸣音活跃;②经快速输液输血,周围循环衰竭的表现未见明显改善,或虽暂时好转而又恶化,中心静脉压仍有波动,稍稳定又再下降;③红细胞计数、血红蛋白测定和 Hct 继续下降,网织红细胞计数持续增高;④补液和尿量足够的情况下,血尿素氮持续或再次增高;⑤胃管抽出物有较多鲜血。内镜检查时如发现溃疡出血,可根据溃疡基底特征判断患者发生再出血的风险,凡基底有凝血块、血管显露者易于再出血,内镜检查时对出血性病变应作改良的 Forrest 分级(图 4-30)。

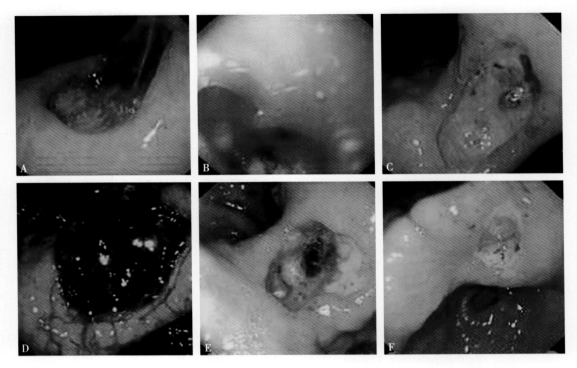

图 4-30　Forrest 分级
A. Ⅰa；B. Ⅰb；C. Ⅱa；D. Ⅱb；E. Ⅱc；F. Ⅲ

止血的治疗措施主要包括：止血药物，抑酸药物、内镜下止血和手术治疗。以下我们通过几个实例进行详细的分析和讲解：

【病例】 迟发性出血，保守治疗成功

陈某，男，49 岁，因"胃镜发现胃角溃疡 2 周"于 2012 年 3 月 5 日入院。入院后完善术前准备，当天下午行内镜手术。术中见：胃角糜烂，予 ESD 大块完整切除。术后予胃肠减压、禁食、质子泵抑制剂制酸、止血药物治疗。术后第 1 天患者无不适主诉，体温 37.6℃，胃管引流 50ml，为淡褐色。行胃镜检查，见创面干燥，无活动性渗血。术后第 2 天患者无腹痛腹胀等不适主诉，体温 37.6℃，胃管引流 50ml，为淡褐色。术后第 3 天患者出现上腹隐痛，无恶心呕吐，体温平，全腹平软，无压痛，胃管引流 210ml，深褐色，血常规：血红蛋白 88g/L，红细胞 3.10×10^{12}/L，血细胞比容 27%，白细胞 9.8×10^9/L，继续维持原治，加用生长抑素静脉维持，冰生理盐水 + 去甲肾上腺素胃管冲洗，q4h。至第 4 天胃管引流量减少，颜色转为淡褐色。至术后第 6 天拔除胃管，进流质饮食，术后第 7 天出院。术后病理：慢性非萎缩性胃炎，伴部分区腺上皮重度异型增生（上皮内瘤变高级别），切缘及基底未见病变累及（图 4-31）。

【述评】

对于内镜治疗后迟发性出血患者，通过对病情的评估，认为出血量不大，可以先尝试保守治疗。患者平卧位，保持呼吸道通畅，吸氧；严密观察神志、脉搏、呼吸、血压、呕血与便血尿量情况等；迅速开放静脉通道，遵循先盐后糖、先胶体后晶体、先快后慢的原则进行输液、输血、补充血

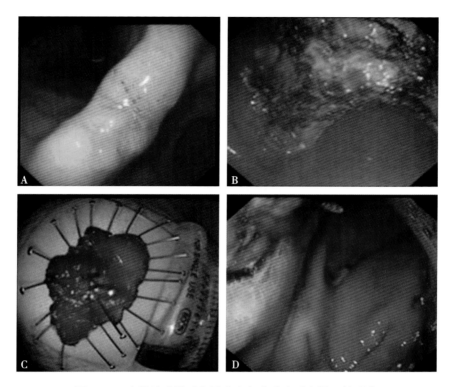

图 4-31　内镜治疗的过程及出血保守治疗后内镜下的观察

容量;如果没有胃管,要置胃管。在继续静脉使用抑酸药和止血药的同时,主要采用胃内降温和局部使用止血药物的方法,如去甲肾上腺素 8mg 加入 100ml 冷生理盐水中分次经胃管注入。

　　抑酸药能提高胃内 pH,既可促进血小板聚集和纤维蛋白凝块的形成,避免凝血块过早溶解,有利于止血和预防再出血,又可治疗消化性溃疡。临床常用的抑酸剂包括质子泵抑制剂(PPI)和 H^+ 受体拮抗剂(H_2RA),常用的 PPI 针剂有:埃索美拉唑、奥美拉唑、泮托拉唑、兰索拉唑、雷贝拉唑等,常用的 H_2RA 针剂包括雷尼替丁、法莫替丁等。临床资料表明:① PPI 的止血效果显著优于 H_2RA,它起效快并可显著降低再出血的发生率。②尽可能早期应用 PPI,内镜检查前应用 PPI 可以改善出血病灶的内镜表现,从而减少内镜下止血的需要。③内镜介入治疗后,应用大剂量 PPI 可以降低患者再出血的发生率,并降低病死率。④静脉注射 PPI 剂量的选择:推荐大剂量 PPI 治疗,如埃索美拉唑 80mg 静脉推注后,以 8mg/h 速度持续输注 72 小时,适用于大量出血患者;常规剂量 PPI 治疗,如埃索美拉唑 40mg 静脉输注,每 12 小时一次,实用性强,适于基层医院开展。

　　生长抑素能够减少内脏血流、降低门静脉阻力、抑制胃酸和胃蛋白酶分泌、抑制胃肠道及胰腺肽类激素分泌等。但目前止血药物和生长抑素的疗效尚未证实,是否使用存在争议。

　　【病例】　内镜干预止血

　　倪某,男,46 岁,因"体检时胃镜发现胃窦黏膜病变 1 个月"于 2012 年 4 月 14 日入院。完善术前准备,于 4 月 16 日下午行内镜手术,术中见胃窦前壁见一 4.0cm×3.0cm 黏膜糜烂、溃疡,伴局部隆起,予 ESD 切除。术后予禁食,头孢替安抗炎,质子泵抑制剂制酸,止血药物静注,对症治疗。术后 2 小时,患者诉恶心,呕吐鲜血 3~4 口,量约 20ml,血压 120/80mmHg,心率 88 次 / 分,予止吐药静滴,冰去甲生理盐水口服,凝血酶冻干粉口服治疗,奥美拉唑,血凝酶静注,甲氧氯普胺肌注。一小时以后再次呕吐鲜血,50ml,血压 129/81mmHg,心率 93 次 / 分,SO$_2$ 99%,即刻行胃镜探查,见食管及胃腔内大量积血,反复冲洗后见创面有一小动脉溃破,有波动性出血,周围见凝血块,予电灼出血点及周围组织后钛夹夹闭血管残端,基底部注射硬化剂及组织胶,胃镜后置胃管引流,奥美拉唑抑酸,冰生理盐水去甲肾上腺素胃管注入 q4h,凝血酶冻干粉口服,血凝酶静注止血,心电监护,此后患者情况平稳,胃管引流液颜色逐渐转为清淡,生命体征平稳,予术后第 3 天拔除胃管,第 4 天进流质,第 6 天进半流质,术后 1 周出院。术后病理:慢性萎缩性胃炎伴腺上皮中度异型增生,局灶区中至重度异型增生(高级上皮内瘤变),两侧及基底未见病变累及(图 4-32,图 4-33)。

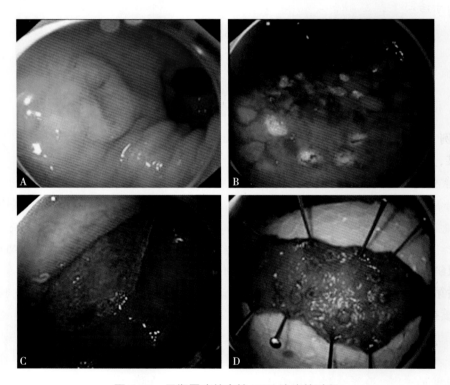

图 4-32　早期胃癌的内镜 ESD 治疗的过程

【述评】

内镜下止血起效迅速、疗效确切,对于内镜治疗后迟发性出血保守治疗无效的患者应立即进行内镜下的止血。尤其是内镜下发现迟发性出血创面呈现 Forrest 分级Ⅰa~Ⅱb 时,常用的内镜止血方法包括药物局部注射、热凝止血和机械止血 3 种。药物注射可选用 1∶10 000 肾上腺素盐水、高渗钠 - 肾上腺素溶液(HSE)等,我们也尝试使用硬化剂止血,也取得了不错的效果。其优点为方法简便易行。热凝止血包括高频电凝、氩离子凝固术(APC)、热探头、

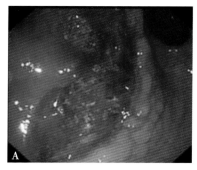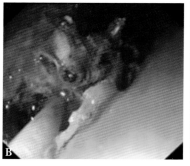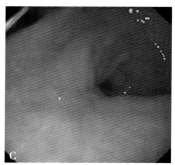

图 4-33　迟发性出血及止血的过程

微波等方法,止血效果可靠,但需要一定的设备与技术经验;机械止血主要采用各种止血夹,尤其适用于活动性出血,但对某些部位的病灶难以操作。临床证据表明,在药物注射治疗的基础上,联合一种热凝或机械止血方法,可以进一步提高局部病灶的止血效果。

内镜下止血时,一定要找到明确的出血点,对于血痂形成的创面,可先用圈套器去除血痂,再止血。

三、胸腔积液

【病例】　胸腔积液

周某,男,81 岁,以"胃镜发现胃窦上皮内瘤变 2 个月"于 2013 年 7 月 21 日入院。入院后完善术前准备,于 7 月 22 日行内镜手术。术中见胃窦部糜烂灶,黏膜僵硬,范围约 3cm×4cm,行 ESD 大块、完整切除。术后予禁食、胃肠减压,头孢呋辛抗炎,质子泵抑制剂制酸,止血药物对症补液治疗。术后第 1 天(7 月 23 日)患者无不适主诉,体温 37.6℃,胃管引流色清,行胸部 CT 示:左上肺占位,考虑 MT 可能,右下肺团片灶,请随访;前纵隔病灶,考虑胸腺瘤或囊肿可能,左侧少量胸腔积液,两下肺少许肺不张。

术后第 2 天(7 月 24 日),患者体温平,自觉胸闷,恶心,无呕吐,胃肠减压引流出胆汁样液体,继续抑酸止血,抗感染对症补液治疗。术后第 3 天(7 月 25 日)患者不适症状明显好转,胃肠引流出 100ml 胆汁样液体,继续维持原治。至术后第 6 天(7 月 28 日)患者发热,体温达 38.2℃,查体:神清,两肺呼吸音清,腹部平软,无压痛反跳痛,予拔除胃肠减压,继续禁食,抗炎抑酸对症治疗。至术后第 9 天(7 月 31 日)患者体温平稳,无不适主诉,予术后第 10 天(8 月 1 日)出院。术后病理报告:胃窦黏膜腺上皮重度异型增生,局灶区癌变(腺癌,Ⅰ~Ⅱ级),Lauren 分型肠型。癌组织位于黏膜固有层内(黏膜内腺癌),切缘及基底未见病变累及。现密切随访中(图 4-34~图 4-36)。

【述评】

手术后肺部并发症(postoperative pulmonary complications,PPC)包括肺不张、肺炎、肺栓塞、胸腔积液以及急性呼吸窘迫综合征等。近年来由于麻醉技术的改进、新型抗生素的问世以及呼吸机使用的普及,PPC 的发生率已有所下降,但其仍然是腹部手术后的常见并发症。

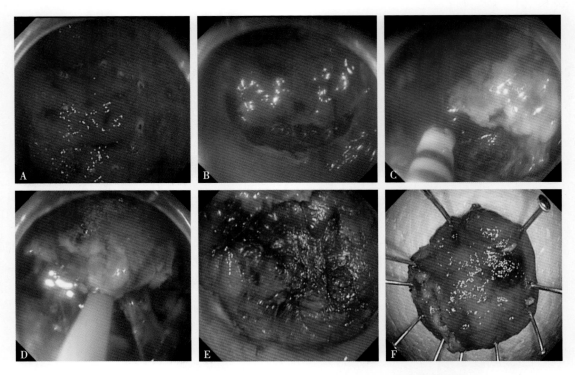

图 4-34　ESD 治疗过程（治疗中发生了术中的出血，给予海博刀止血）

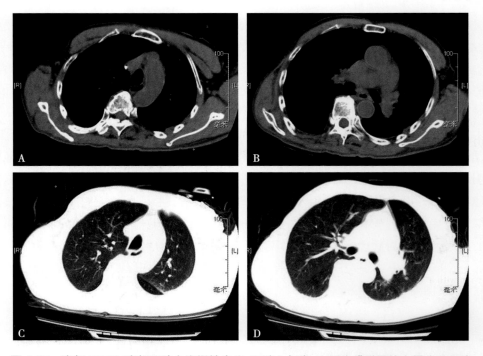

图 4-35　胸部 CT 示：胸部两肺少许慢性炎症，两肺小气囊，双侧胸膜增厚伴少量胸腔积液

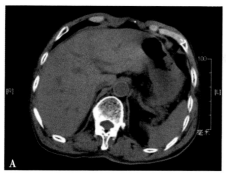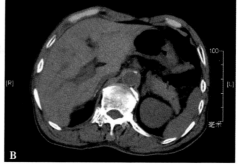

图 4-36　腹部 CT 示：腹部胃 ESD 术后，肝脏小囊肿，左肾结石；左肾复杂囊肿可能

国内较为常用的肺部并发症判断指标：①发热，体温≥38℃，持续 >24 小时和（或）血白细胞≥ $11×10^9$/L。②有下列症状之一：呼吸急促（呼吸频率≥25 次 / 分钟，持续 >24 小时），咳嗽多痰，痰色改变，并排除心源性因素。③肺部啰音、哮鸣音、呼吸音减弱或管样呼吸音，低氧血症（血氧饱和度≤0.92，持续 >24 小时），并排除心源性因素。④胸片有新出现的浸润、实变、不张或痰培养阳性。当①、②、③同时出现，或①、②、③至少 1 个出现且合并④时即诊断为术后肺部并发症。此诊断标准包括了具有临床意义的肺不张及其并发的感染性肺部并发症。

内镜治疗术后胸腔积液的原因不明，但与患者的年龄、性别、吸烟、肥胖和其他基础疾病有关。在内镜治疗术后，患者出现了发热，胸闷等症状后，要考虑到此并发症的可能。

（周平红　时　强　朱俊宇）

参考文献

1. 时强，钟芸诗，姚礼庆 . 内镜全层切除术的研究进展 . 中华消化内镜杂志，2011，28（10）：595-598.

2. 时强，钟芸诗，姚礼庆 . 以内镜下黏膜剥离术为基础的消化内镜外科微创治疗的进展 . 中华普通外科杂志，2011，26（11）：977-980.

3. 姚礼庆，时强，钟芸诗 . 消化道肿瘤内镜微创治疗新进展 . 中华消化杂志，2012，6（32）：77-80.

4. Cai MY，Zhou PH，Yao LQ.Current status of endoscopic resection in China.Dig Endosc，2012，24 Suppl 1：166-171.

5. Gotoda T，Kondo H，Ono H，et al. A new endoscopic mucosal resection procedure using an insulation-tipped electrosurgical knife for rectal flat lesions：report of two cases. Gastrointest Endosc，1999，50：560-563.

6. Gotoda T，Yanagisawa A，Sasako M，et al. Incidence of lymph node metastasis from early gastric cancer：estimation with a large number of cases at two large centers. Gastric Cancer.，2000，3：219-225.

7. Nagata S，Kimura S，Ogoshi H，et al.Endoscopic hemostasis of gastric ulcer bleeding by hemostatic forceps coagulation. Dig Endosc，2010，22：S22-25.

8. Arima S，Sakata Y，Ogata S，et al. Evaluation of hemostasis with soft coagulation using endoscopic hemostatic forceps in comparison with metallic hemoclips for bleeding gastric ulcers：a prospective，randomized trial. J Gastroenterol，2010，45：501-505.

9. Gotoda T, Yamamoto H, Soetikno RM. Endoscopic submucosal dissection of early gastric cancer. J Gastroenterol, 2006,41:929-942.

10. von Renteln D, Schmidt A, Riecken B, et al.Gastric full-thickness suturing during EMR and for treatment of gastric-wall defects(with video).Gastrointest Endosc,2008,67:738-744.

11. 周平红,姚礼庆,陈巍峰,等.内镜黏膜下剥离术治疗胃巨大平坦病变.中华消化杂志,2007,27:604-607.

12. 周平红,姚礼庆.内镜黏膜切除及黏膜下剥离术操作方法和技巧.中华消化内镜杂志,2008,25:564-567.

13. Shi Q,Zhong YS,Yao LQ,et al:Endoscopic submucosal dissection for the treatment of esophageal submucosal tumors originating from the muscularis propria layer. Gastrointestinal Endoscopy,2011,74:1194-1200.

14. 周平红,蔡明琰,姚礼庆,等.经口内镜下肌切开术治疗贲门失弛缓症.中华消化内镜杂志,2011,28:4-7

15. Abe N,Mori T,Takeuchi H,et al. Successful treatment of early stage gastric cancer by laparoscopy-assisted endoscopic full-thickness resection with lymphadenectomy. Gastrointest Endosc.,2008,68:1220-1224.

16. Zhou PH,Yao LQ,Qin XY,et al. Endoscopic full-thickness resection without laparoscopic assistance for gastric submucosal tumors originated from the muscularis propria.Surg Endosc,2011,25(9):2926-2931.

17. Xu MD,Cai MY,Zhou PH,Submucosal tunneling endoscopic resection:a new technique for treating upper GI submucosal tumors originating from the muscularis propria layer(with videos). Gastrointest Endosc.,2012,75:195-199.

18. 钟芸诗,时强,姚礼庆,等.内镜黏膜下剥离术后短期内胃镜检查对防治迟发性出血的价值评价.中华消化内镜杂志,2012,29(5):44-47.

19. 钟芸诗,时强,姚礼庆,等.内镜全层切除术后胃壁缺损的金属夹联合尼龙绳间断缝合术.中华胃肠外科杂志,2012,15(3):74-78.

20. 姚礼庆,钟芸诗,时强.早期胃癌行内镜黏膜下剥离术(ESD)的指征及评价.中国实用外科杂志,2011,31(08):656-659.

第五章　胃黏膜下肿瘤

第一节　诊　断

位于黏膜下的各种肿瘤,表面有正常的黏膜覆盖,在内镜下形态相似,统称为黏膜下肿瘤(submucosal tumor,SMT)。大多数胃黏膜下肿瘤是非上皮源性的,除异位胰腺外,均来自胃壁的间叶组织,主要有间质细胞瘤、神经源性肿瘤、纤维瘤、脂肪瘤、血管源性肿瘤、畸胎瘤、胃囊肿、假性淋巴瘤等。多数情况下SMT无症状,多在内镜检查时偶尔发现。

胃黏膜下肿瘤的内镜特征有:①丘状、半球形或球形隆起;②基底宽大,边界不太明显;③表面黏膜光滑,色泽与周围黏膜相同,有时顶部出现坏死性溃疡;④可以见到桥形皱襞。胃镜下采用普通活检常不能取得肿瘤组织,如在肿瘤表面溃疡部位深活检,有时可以得到肿瘤组织。

黏膜下肿瘤应与息肉相鉴别(表5-1)。

表 5-1　内镜下胃息肉与黏膜下肿瘤的鉴别

	息肉	SMT
形态	半球状、球形或手指状	半球形、球形
高度	较高	较低
大小	较小	较大
表面	光滑或粗糙	光滑
基底	有蒂或无蒂,境界明显	宽蒂,境界欠清
桥形皱襞	无	有或无

一、胃间质瘤

最常见的SMT,多见于中老年人。胃肠道间质瘤(gastrointestinal stromal tumors,GIST)由 Mazur 和 Clark 于 1983 年首先提出,是一类非定向分化的间叶肿瘤,起源于胃肠道固有肌层和黏膜肌层,由梭形细胞和上皮样细胞组成,约占该部位原发性肿瘤的 1.2%。研究证明,以往诊断的胃肠道平滑肌瘤及神经鞘瘤大多属于间质瘤,间质瘤比平滑肌瘤多见。目前认为 GIST 可见四种类型发展:①平滑肌源性分化型:占大多数,是真正的平滑肌瘤,良性、恶性或边缘性。②神经源性分化型：恶性。③混合型：有以上两种成分，恶性或潜在恶性。④未定型：肿瘤细胞无分化特征，是狭义的间质细胞瘤，恶性或潜在恶性。由此，GIST 大多为恶性或潜在恶性。

内镜下根据其起始部位和发展方向，可分为壁间型、腔内型、腔外型及哑铃型即肿块同时向腔内、外生长。也可根据其不同生长方向分为 3 型：肿块突出于胃腔内为黏膜下型，突出于腹膜腔者为浆膜下型，向胃腔和腹膜腔同时突出者为哑铃型，其中以黏膜下型多见。表面覆盖正常的黏膜，黏膜表面与肿瘤不相连，可光滑或呈中心凹陷，尤其在较大的病变时，凹陷为表面的溃疡。多为单发，有时也可见多发的病例，多发的胃间质瘤要注意有无基础疾病。内镜检查重要的是从多方面观察，毛细血管透见的程度，用靛胭脂染色观察黏膜表面，活检钳探试肿瘤的软硬程度、活动度等；表面光滑、缓坡样隆起性病变，伴桥形皱襞，是典型的鉴别特征；>5cm 病变的恶性可能比较小病变得更大。

GIST 常需与胃腔外压迹相鉴别（表 5-2）。

表 5-2　GIST 与胃壁外压迹相鉴别

	胃壁外压性改变	GIST
组织来源	腔外	黏膜下层
隆起形态	坡度相当缓	缓坡
表面黏膜	正常，有黏膜皱襞	光滑，有时见充血、毛细血管扩张
活检钳探试	实性、可推动	实性、质硬、有时可动
边界	不清	某种程度上可辨别

GIST 通常无特殊症状，常在内镜检查或其他腹部手术探查时偶然发现，术前诊断较为困难，术中主要依靠肿瘤大小、有无侵犯周围脏器及有无远处转移判断其良恶性，病理学上主要依靠判断有丝分裂计数和肿瘤的大小来判断良恶性。一般认为，肿瘤直径 ≤5cm 有丝分裂计数 <5/50HPF 为良性；肿瘤直径 >5cm 有丝分裂计数 <5/50HPF 为交界性；有丝分裂计数 >5/50HPF 的任何直径肿瘤为恶性。

超声内镜的运用为 GIST 的诊断开辟了新的途径（图 5-1）。超声内镜下 GIST 多在固有肌层内，肿块一般呈低回声，良性瘤体内部回声多均匀，边界清晰；恶性倾向者多不均匀，坏死液化后表现为液性暗区，内部可见斑块状高回声，病变黏膜侧可见"断裂征"。在超声内镜下，可以根据超声图像测量肿块大小、有无坏死，判断肝脏转移、腹腔内种植及腹水情况。EUS 缺乏组织学诊断的特异性；近年来，超声内镜引导下的细针穿刺细胞学检查及切割针活检可对直径为 1~2cm 的 GIST 进行准确的穿刺取材，有助于消化道黏膜下肿瘤的诊断，肿大淋巴结的性质判定和胰腺肿块、囊性病变的组织学诊断。其主要并发症是出血、穿孔和感染，但发生几率低，并且尚未报道针道种植转移的情况。

二、胃脂肪瘤

胃脂肪瘤（lipoma）少见，以中老年居多，多发于胃窦和胃体部（图 5-2），通常位于黏膜下层,呈球状肿块,亦可呈分叶状。发生于胃体部者可生长至较大(图 5-3),但仍为良性肿瘤。脂肪瘤也可发生于十二指肠降部(图 5-4)。

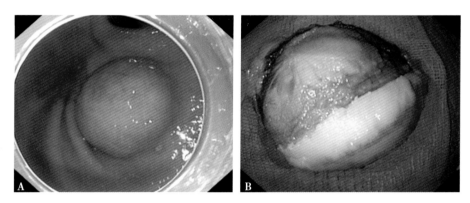

图 5-1 胃底 GIST
A. 胃底黏膜下隆起;B. 内镜切除标本

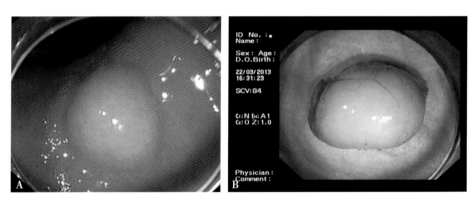

图 5-2 胃角脂肪瘤
A. 胃角黏膜下隆起;B. 内镜切除标本

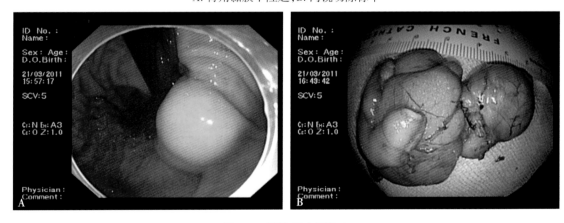

图 5-3 胃体巨大脂肪瘤
A. 胃体黏膜下隆起;B. 内镜切除标本

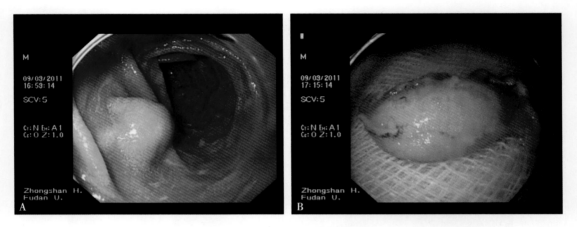

图 5-4　十二指肠降部脂肪瘤
A. 十二指肠降部黏膜下隆起;B. 内镜切除标本

三、胃内异位胰腺

胃内异位胰腺(ectopic pancreas)少见,多数位于黏膜下层,胃窦及幽门前区多见。肿块一般 1~3cm,中央有脐样凹陷,相当于胰管开口处(图 5-5)。异位胰腺往往与固有肌层紧密粘连,血供丰富,活检可能引起大出血。肿块胰管开口样特征性凹陷有助于诊断,临床需与胃癌、胃息肉及其他黏膜下肿瘤相鉴别。

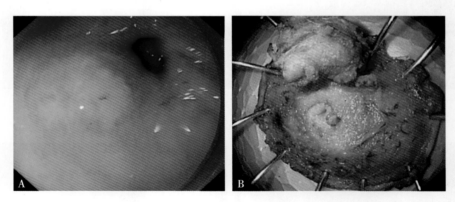

图 5-5　胃内异位胰腺
A. 胃窦黏膜下隆起;B. 内镜切除标本

四、胃类癌

罕见。为黏膜下层淡黄色肿块(图 5-6),一般 1~2cm,表面毛细血管丰富,有时伴有浅溃疡。超声内镜检查有助于鉴别诊断。

五、平滑肌瘤

少见,大多数为单发的良性肿瘤,多发生于胃体与胃底部,多呈类圆形或椭圆形(图 5-7),

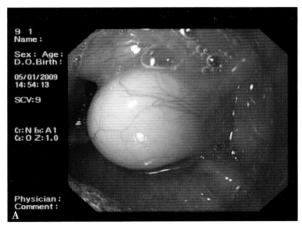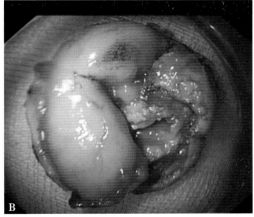

图 5-6　胃类癌
A. 胃窦黏膜下淡黄色肿块；B. 内镜切除标本

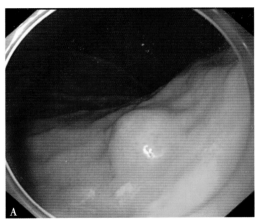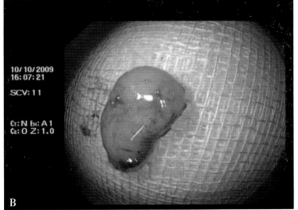

图 5-7　胃平滑肌瘤
A. 胃体黏膜下隆起；B. 内镜切除标本

边界较清晰，质较韧，表面光滑且无膜，通常缺乏特异性临床表现，内镜下易与息肉、恶性肿瘤混淆，易造成漏诊和误诊。

六、颗粒细胞瘤

罕见，大多数为良性肿瘤（图 5-8），组织学起源于 Schwann cell，多发于中年女性患者，无特异性症状。内镜下与胃间质瘤难以区分，借助免疫组织化学可进一步鉴别。

七、血管球瘤

罕见，通常发生于胃窦部，直径在 3cm 左右，内镜下通常呈类球形隆起，质地较软（图 5-9），超声内镜下为低回声肿块。另外，需警惕血管球瘤破裂出血，重则可危及生命。

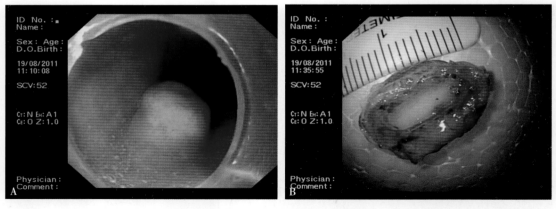

图 5-8　食管 - 胃交界处颗粒细胞瘤
A. 食管 - 胃交界处黏膜下隆起；B. 内镜切除标本

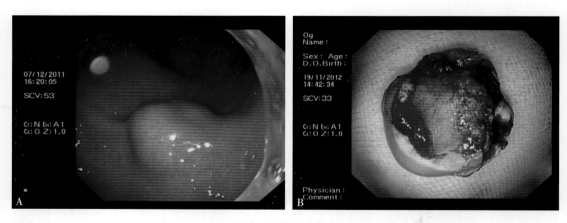

图 5-9　胃窦血管瘤
A. 胃窦黏膜下隆起；B. 内镜切除标本

第二节　常用手术方法

一、内镜黏膜切除术（endoscopic mucosal resection，EMR）

详见胃癌前病变和胃早癌一节。

二、内镜黏膜下剥离术（endoscopic submucosal dissection，ESD）

详见胃癌前病变和胃早癌一节。

三、内镜黏膜下挖除术（endoscopic submucosal excavation，ESE）

内镜黏膜下挖除术（Endoscopic submucosal excavation，ESE）是在 ESD 基础上发展起来的新技术，开始手术步骤同 ESD，即先用 Hook 刀沿标记点环形切开黏膜层，再切开黏膜下层，显露固有肌层病灶后,沿病灶边缘对其进行剥离,在剥离近结束时用圈套器圈套病变并完整电切,对于紧贴固有肌层而无法完整剥离的肿瘤,亦可用圈套器尽量圈套并尽可能切除病变,如肿瘤未能完全切除,可在直视下用钝性分离的方式将肿瘤从固有肌层中挖出,降低穿孔的几率。

四、内镜全层切除术(endoscopic full-thickness resection,EFR)

EFR 技术亦是从 ESD 基础上发展而来的,本章主要描述无腹腔镜辅助下的内镜全层切除术。EFR 治疗时胃镜头端需附加透明帽,并在气管插管、全麻状态下进行。开始步骤同ESD,即先用 Hook 刀或 IT 刀沿标记点环形切开黏膜层,再切开黏膜下层,显露固有肌层病灶,继续向下剥离,直至浆膜层;吸尽胃腔内液体后,沿肿瘤边缘切开浆膜,造成"主动穿孔"或"人工穿孔",在胃镜直视下完整切除肿瘤,切除过程中如瘤体突向胃腔外,可换用双钳道胃镜,用异物钳将瘤体拖拉至胃腔内,用圈套器将包括肿瘤及其周围固有肌层和浆膜层的组织完整切除,随后在胃镜直视下用金属钛夹将创面从两侧向中央完整对缝,亦可用尼龙绳和金属钛夹荷包缝合创面。

五、内镜黏膜下经隧道切除术(submucosal tunneling endoscopic resection,STER)

具体手术方式见前一章,胃黏膜下肿瘤行 STER 术不像食管黏膜下肿瘤,在建立黏膜下隧道时因范围广泛,容易迷失方向,故较少采用。

六、消化道管壁缺损的内镜下修补方法

ESD 操作过程中如果有固有肌层明显断裂,通过内镜观察到肌层下面的露出组织可确认穿孔。但即使在治疗过程中没有发现穿孔,根据术后腹腔内游离气体和临床症状也可以作出穿孔的诊断,这就是前面所提到的迟发性穿孔,主要是因为术中止血时过度通电造成固有肌层的热变性坏死。

术中的穿孔分为被动性穿孔和主动性穿孔,前者是指在治疗黏膜病变时,由于电刀插入过深或切除层次过深,引起的不必要的穿孔。主动穿孔,又称治疗性穿孔,是为了完整切除肿瘤而主动造成的穿孔,即 EFR 治疗。发生穿孔时,首先要通过内镜吸引或变换体位,使胃内容物不漏到消化道外,然后及时处理穿孔。由于内镜治疗中发生的穿孔一般形状比较规则,只要术中及时发现,应用内镜在黏膜面进行处理均可治愈。对于较大线性穿孔,只要满足金属夹的跨度要求,可以通过多个金属夹夹闭(图 5-10,图 5-11)。对于较大非线性穿孔,由于金属夹跨度有限,不能一次性将穿孔夹闭的,我们采用金属夹联合尼龙绳的方式进行缝合,分为以下四种方式。

1. 金属夹联合尼龙绳间断缝合术　通过治疗内镜的双钳道分别插入尼龙绳和第 1 个钛夹,调整尼龙绳和钛夹至合适角度和方位,利用第 1 个钛夹夹持尼龙绳远端,尽量以垂直角度牢固顶住缺损远侧边缘的消化道壁并夹闭固定,插入第 2 个钛夹将近端尼龙绳夹持、顶住并夹闭固定在缺损近侧边缘的消化道壁上,收拢缩小尼龙绳把创面远侧和近侧缺损边缘拉拢贴靠在一起,必要时重复以上步骤将创面完全闭合,也可单纯追加数个钛夹进一步夹闭

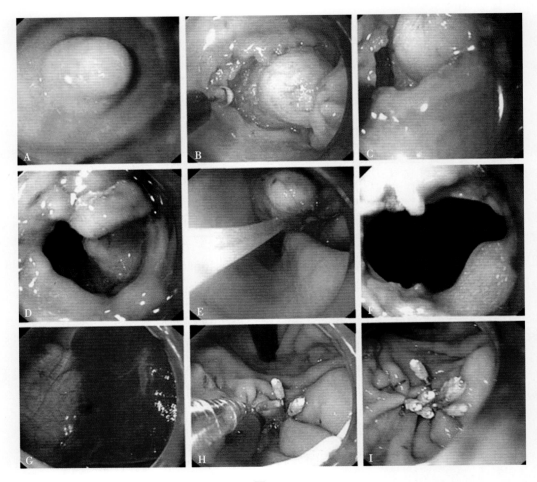

图 5-10

A. 内镜下可见一较大黏膜下肿瘤；B-E. 内镜下切开剥离黏膜下肿瘤；F. 肿瘤切除后可见胃壁缺损，显露部分大网膜；G. 经胃壁穿孔可见局部肝脏；H-I. 金属夹修补胃底全层切除的创面

残余创面（图 5-12，图 5-13）。

2. "包子式"缝合　指采用单个大号尼龙圈，用 3 个以上钛夹将尼龙圈夹到缺损边缘，拉拢聚集闭合的方式，因闭合处消化道皱襞如包子折，故而得名。

3. "荷包式"缝合　指采用单个大号尼龙圈，用 3 个以上钛夹将尼龙圈夹到缺损环周外的正常黏膜，拉拢聚集闭合的方式，因这样闭合后，原缺损处外翻，包埋阑尾的处理，故而得名（图 5-14）。

4. "捆扎"缝合。先用金属夹闭合缺损创面，再用尼龙绳结扎，将闭合的创面及全部金属夹捆扎在一起。

术后要求患者半卧位、禁食、持续胃肠减压，并给予抗生素预防腹腔感染。但对于术前是否常规应用抗生素并进行与传统外科手术类似的肠道准备，仍然存在争议。应该强调的是，穿孔修补后出现腹部局限性压痛和腹腔游离气体不是外科手术指征，随访观察中只要无腹痛加剧和腹肌紧张，可以继续随访观察而不需要外科手术。如果遇到内镜无法处理的穿孔，建议尝试腹腔镜下的穿孔修补术，可以实现微创并减少医疗纠纷。

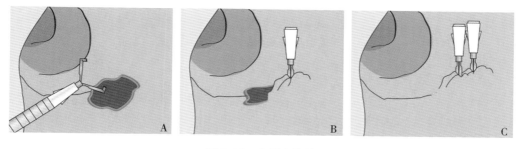

图 5-11　金属夹修补

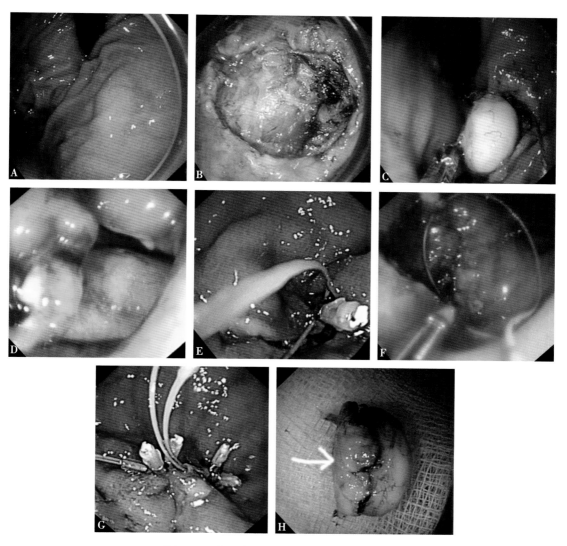

图 5-12　金属夹联合尼龙绳间断缝合术修补

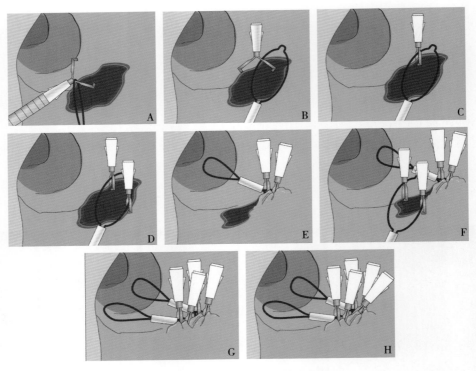

图 5-13　金属夹联合尼龙绳间断缝合术

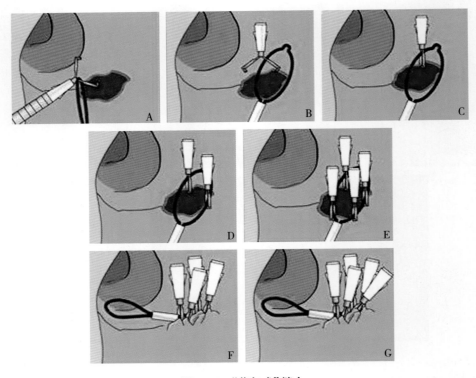

图 5-14　"荷包式"缝合

第三节　常见并发症的防治

一、术中出血

　　胃部黏膜下肿块,通常血供较丰富,创面较深,一旦发生出血,一般量较大,汹涌,止血较困难。因此,预防出血更为重要。在剥离肿块过程中,如发现血管或可疑出血点,应预防性电凝止血。如发生出血,在保持创面视野清晰的情况下,尽快止血,必要时使用冲水胃镜,用电凝或金属夹止血(图 5-15,图 5-16)。如出血量较大,视野模糊,止血困难,内镜下止血无效,应尽快手术止血。

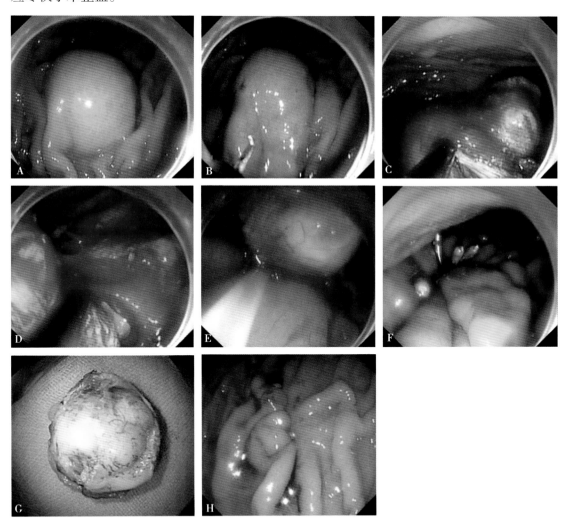

图 5-15　胃黏膜内镜止血

A-B. 内镜下可见一胃黏膜下肿瘤;C-E. 在剥离肿瘤的操作中,对可疑出血点进行预防性电凝止血;F. 术毕,用金属夹夹闭创面;G. 完整剥离肿瘤;H. 止血效果良好

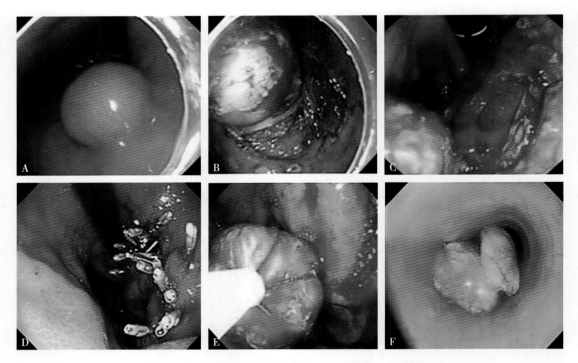

图 5-16　金属夹缝合创面,也可以达到同时止血的目的

　　胃 SMT 行 EFR 术时,术中发生难以控制的大出血往往是中转开腹的主要原因。此外,穿孔后处理出血,冲洗出血点的液体可能进入腹腔造成腹腔感染。因此,全层切除过程中必须随时处理可能的出血点(图 5-17,图 5-18)。胃体小弯血供丰富,一旦出血,速度快、出血量大,内镜止血困难(图 5-19),往往需要紧急外科手术。

【病例】

　　耿某,男,62 岁,因"胃镜发现幽门占位一周"于 2010 年 8 月 2 日入院,完善相关术前检查后,于当日下午行内镜手术治疗,术中见胃体上部一隆起,予以 ESD 切除,患者术后创面出血不止,内镜下止血效果较差,遂立即行腹腔镜探腹止血术。术中内镜下见胃腔内有较多血液,予洗净,创面表面被血痂覆盖,以圈套器取净,显露创面,未见明显活动性渗血(考虑离断周围血管后,出血已止)。另在腹腔镜下予创面浆膜侧缝合 3 针。后反复内镜观察,未见活动性出血,小网膜囊内置入负压球一根(图 5-20)。术后予以质子泵抑制剂抑酸、止血药静脉输注,冰生理盐水加去甲肾上腺素胃管冲洗及对症治疗;术后第 2 天,患者诉全身乏力,余无不适,血压:120/80mmHg,心率:100 次 / 分,贫血貌,Hb 6.6g/L,Hct 20.3%,胃管引流出 100ml 暗红色液体,予以冰生理盐水加上去甲肾上腺素 8mg /100ml 冲洗两次,羟乙基淀粉 130 /0.4 氯化钠注射液 500ml 静滴,余治疗同前;术后第 3 天,患者无不适主诉,胃肠减压引流 350ml 深褐色液体,血压:120/80mmHg,心率:95 次 / 分,Hb:8.6g/L,Hct:25.5%,维持原治疗;术后第 4 天,患者一般情况可,较前改善,胃肠减压引流出 100ml 淡黄色液体,当以拔除胃管;术后第 5 天,患者病情平稳,无不适主诉;术后第 6 天,拔除腹部引流管,予以出院。

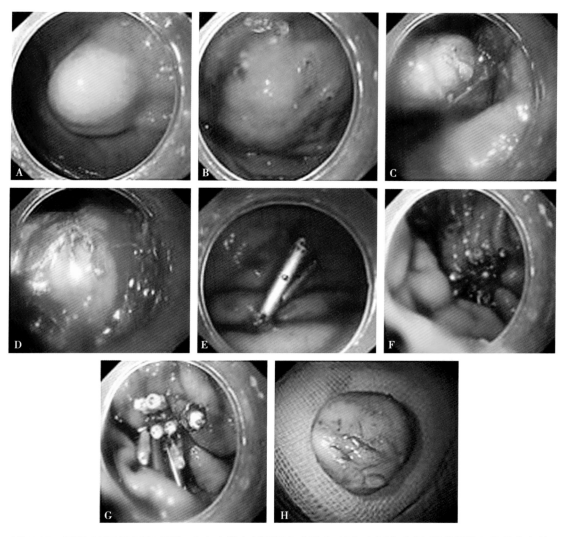

图 5-17　胃底 SMT 行 EFR 切除,止血夹缝合创面后仍有渗血,追加金属夹夹闭,尼龙绳荷包结扎也有效

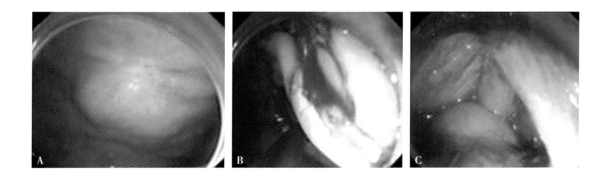

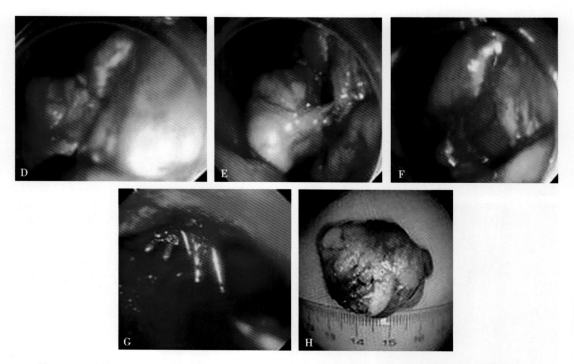

图 5-18　胃体 SMT 行 EFR 切除，创面缝合基本满意后可以冲洗创面，明确出血点后再止血

二、迟发性出血

胃部血管较丰富，特别对于黏膜下肿块，血供尤其丰富，且创面较深，如术中止血不彻底，发生迟发性出血的可能性非常大。此外，术后胃酸分泌也可腐蚀血管，引发迟发性出血。因此，手术结束时，必须在直视下止血完全，电凝所有可见血管及潜在出血点，如创面较大，应常规留置胃管，便于术后观察。术后常规使用质子泵抑制剂及止血药物，密切观察胃管引流情况、腹部体征及生命体征，以便及时观察病情。

【病例】

梅某，男，66 岁，以"胃镜发现胃（胃底、体）多发黏膜下隆起 2 月余"于 2012 年 2 月 15 日入院，入院后完善术前准备，于当天下午行内镜手术，术中见胃体上部一隆起，大小约 3cm×4cm，胃体下部一球形隆起，大小约 1.2cm×1.0cm，分别予 ESD 切除（图 5-21）。术后予质子泵抑制剂抑酸，止血药静脉输注，辅以补液对症治疗。第 2 天（2 月 16 日）下午五点出现黑便，量约 100ml，晚 11 点再解一次，量约 150ml，患者伴心慌，出汗，血压 140/90mmHg，心率 90 次 / 分，患者拒绝置胃管，急查血常规，示 Hb 95g/L，RBC $3.28×10^{12}$/L，血细胞比容 31%，WBC $11×10^9$/L，继续止血药物应用，抑酸补液对症治疗。至术后第 3 天（2 月 17 日）晨，再解黑便两次，每次量约 30ml，血压 130/80mmHg，脉搏 90 次 / 分，白天又多次解黑便，至晚 6 点，上厕所晕厥一次，伴面色苍白，头昏，心慌，出冷汗，查血常规，Hb 78g/L，RBC $2.98×10^{12}$/L，血细胞比容 25%，WBC $9.2×10^9$/L，血压 110/70mmHg，脉搏 110 次 / 分，即刻行胃镜探查，

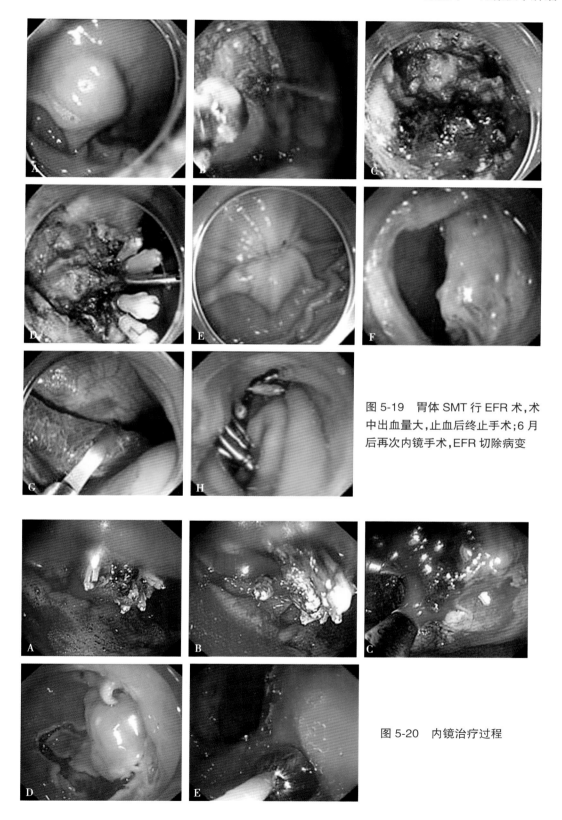

图 5-19 胃体 SMT 行 EFR 术,术中出血量大,止血后终止手术;6 月后再次内镜手术,EFR 切除病变

图 5-20 内镜治疗过程

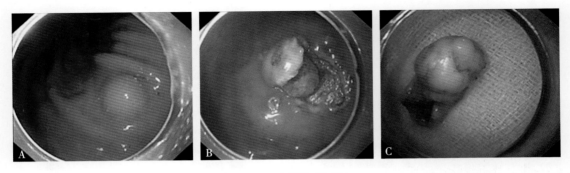

图 5-21 内镜治疗过程

见胃体下部创面有活动性渗血,用去甲肾上腺素 + 生理盐水冲洗,热活检钳 +APC 电凝止血(图 5-21、图 5-22),术后留置胃肠减压,置中心静脉压,加用生长抑素,质子泵抑制剂制酸,止血药物治疗,冰去甲 + 生理盐水 100ml 胃管注入 q4h。术后第 4 天(2 月 18 日)患者未解黑便,血压 122/77mmHg,脉搏 90 次 / 分,胃管引流量少,色淡褐色,继续予冰生理盐水 + 去甲胃管冲洗 q4h。复查血常规,肝肾功能,电解质,示 Hb 83g/L,RBC 3.01×10^{12}/L,血细胞比容 29%,WBC 8.2×10^9/L;术后第 6 天(2 月 20 日)加用氨基酸对症营养支持治疗。至术后第 8 天(2 月 22 日)上午患者又解黑便二次,每次量约 50~100ml,血压脉搏平稳,再次急诊胃镜探查,未见活动性出血灶。术后第 9 天(2 月 23 日)拔除胃管出院。

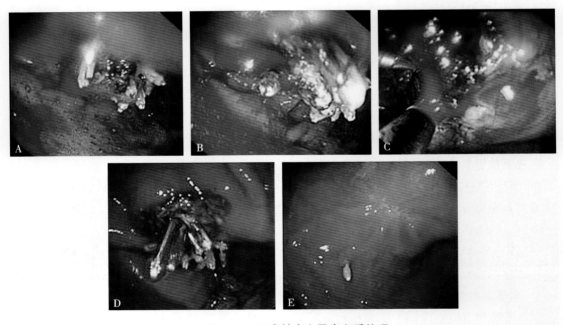

图 5-22 迟发性出血及出血后处理

【述评】

原理及处理方式同内镜治疗黏膜病变出血。对于全层切除的病例,我们可以利用止血钳、金属夹等工具止血,但是要避免用大量冰生理盐水去冲洗创口。当以上方法均无法控制出血时,需要通过腹腔镜和开腹手术进行再次止血。另外,在完成肿瘤的完整切除后,我们建议要仔细检查创面,用热活检钳电凝,处理好每一个出血点或潜在出血点。特别注意可见的浆膜面和固有肌层,有无出血或大血管残端。金属夹会影响到对出血部位的判断,如果遇到全层切除的病例术后迟发性出血,而出血点位于金属夹附近时,可以先尝试热活检钳夹持金属夹电凝,靠热传导止血;如果失败,再考虑将金属夹取下,止血后,再重新夹闭创面。同时,一些预防性的治疗措施也十分有必要。在术前通过 EUS 来标记浆膜上大血管的位置,这样内镜手术时就可以更为清晰地意识到它们的存在,避免损伤这些血管,达到减少出血几率和伤口缺血性坏死的可能。

三、术后迟发性穿孔

对于手术中穿孔以及发生迟发性穿孔的患者,首先采取保守治疗,予半卧位卧床休息、禁食、必要时胃肠减压、全量补液以及静脉使用抗生素、质子泵抑制剂等治疗,如腹胀严重,可腹腔穿刺排气。保守治疗的过程中,需密切观察患者的生命体征(包括脉搏、呼吸、血压和体温等)、腹部体征,一般而言,经过 24 小时的观察,病情没有加重,则保守治疗成功的可能性就很大,可以避免外科修补手术。但即使保守治疗,也应与外科医师紧密合作,确保一旦出现不能继续保守治疗的状况下能及时外科手术治疗。对于经保守治疗无效,腹部体征加重或生命体征不稳的患者,应立即外科手术修补穿孔(图 5-23)。鉴于穿孔一般较小,结合穿孔的部位,手术可首先考虑腹腔镜手术,减少对患者生理及心理上的创伤。

对于行 EFR 手术,或术中创面较深患者,术后第三天可常规口服造影剂以观察有无造影剂外漏,并行腹部超声检查,以观察是否有腹部及盆腔积液(图 5-24)。

【病例】

王某,男,59 岁,以"胃镜发现胃底黏膜下隆起半个月"于 2012 年 2 月 23 日入院,完善术前检查,于当天下午行内镜手术,术中见胃底见两枚直径约 0.8cm 黏膜下隆起,术中见肿瘤与浆膜层关系紧密,部分凸向腔外,行内镜下全层切除(EFR),金属钛夹夹闭胃壁缺损,胃镜直视下放置胃管,术中见少量气腹,予穿刺针腹部放气后好转(图 5-25)。术后予胃肠减压、禁食,半卧位,抗炎(头孢曲松 + 甲硝唑),质子泵抑制剂制酸,止血治疗。术后第 1 天(2 月 24 日)凌晨一点患者出现剧烈腹痛,腹胀,无法耐受,伴恶心,无呕吐,肛门无排气。胃肠减压引流量少,血压 140/90mmHg,脉搏 90 次 / 分,体温 37.5℃,肠鸣音未及,全腹隆,上腹部压痛明显,伴肌紧张,叩诊呈鼓音。急查白细胞 19.5×10^9/L,中性粒细胞 88.4%,腹部 CT 示可肠管大量积气,腹腔见游离气体(图 5-26)。予布桂嗪止痛,吸氧,继续半卧位,继续头孢曲松 + 甲硝唑抗炎,质子泵抑制剂抑酸,补液对症治疗,注意保持胃管通畅。术后第 2 天(2 月 24 日)患者症状有所缓解,体温 37.4℃,上腹仍可及压痛,肌紧张有所缓解,包块未及,叩鼓音,继续维持原治。至术后第 3 天(2 月 25 日),患者腹痛腹胀再次加剧,无恶心呕吐,体温 37.4℃,白细胞 15.6×10^9/L,中性粒细胞 93.9%,予重置胃管,同时用 20ml 针筒针头腹腔穿刺放气,患者症状有所好转。继续胃肠减压,半卧位,吸氧,抗生素改为头孢地嗪 + 甲硝唑,继续质子泵抑制剂制酸,对症治疗。术后第 4 天(2 月 26 日)下午 4 点患者自行排气,腹胀明显好转,继续维持

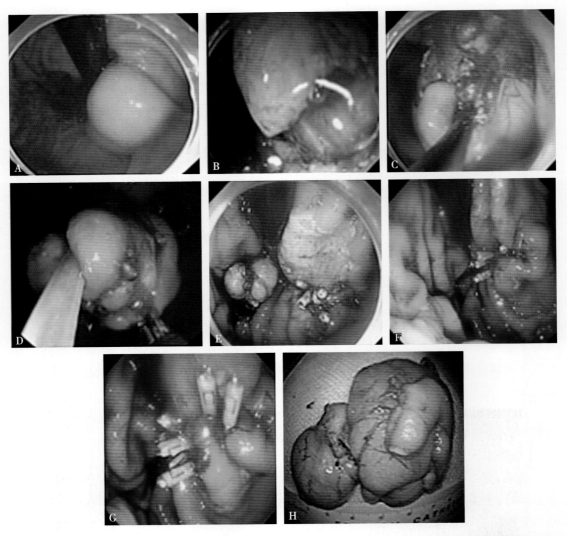

图 5-23　胃底巨大脂肪瘤，生长至肌层，切除后创面未见明显穿孔，金属夹夹闭创面；5 天后发生迟发穿孔，急诊外科手术修补

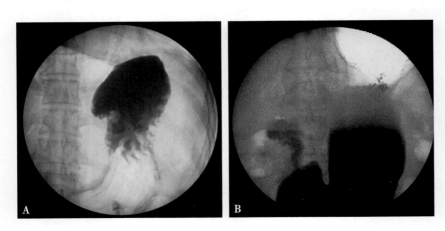

图 5-24　术后 3 天口服泛影葡胺了解有无造影剂外漏和胃排空状况

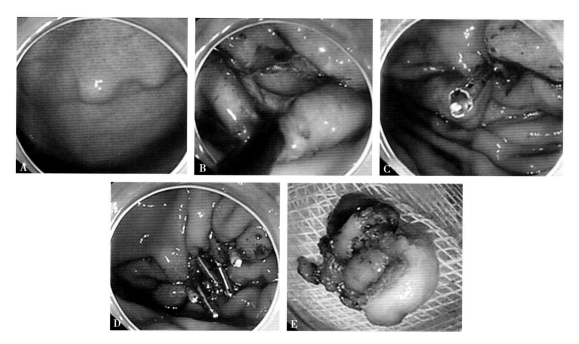

图 5-25　内镜治疗过程

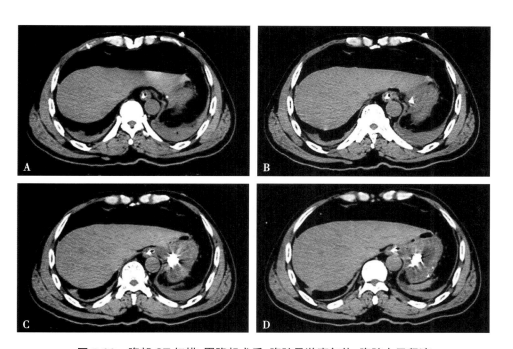

图 5-26　腹部 CT 扫描：胃隆起术后，腹腔见游离气体，腹腔内无积液

保守治疗。术后第 6 天(2 月 28 日)超声示:腹腔少量积液,下腹部 33mm 无回声区。术后第 8 天(3 月 1 日)拔除胃管,进流质饮食,术后第 9 天(3 月 2 日)出院。

【述评】

内镜治疗后的迟发性穿孔,都是空腹情况下的穿孔,且发生的住院期间,可以及时的处理,为保守治疗提供了条件。参考急性上消化道穿孔保守治疗的适应证,我们推荐内镜治疗后迟发性穿孔保守治疗的适应证:①年龄小于 60 岁,身体一般状况好;②穿孔的临床症状较轻,早期诊断尚不明确;③腹腔内感染不严重,或已局限化,或有形成脓肿趋势;④无其他脏器重大疾病;⑤术中创面夹闭满意,且创面不大。

患者取半坐卧位,禁食,持续胃肠减压,质子泵抑制剂应用,直至肛门排气,恢复饮食后改口服,使用抗生素控制感染,补充液体,纠正水电解质和酸碱平衡失调,加强营养支持治疗,并密切观察腹痛及腹部体征变化及胃肠减压、引流管通畅程度。若保守治疗不佳,腹痛加重,腹膜炎扩散,体温逐渐升高,可转手术治疗。这里强调的是,通畅、有效、足时的胃肠减压,对于保守治疗的成功非常的重要。

迟发性穿孔愈合的标准:腹部立卧位平片示膈下游离气体减少或消失,腹腔积液消失;无腹胀、腹痛,腹部无压痛、反跳痛,肠鸣音恢复正常,大便正常;血常规示无白细胞及中性粒细胞升高;体温正常。

四、术后气胸,胸腹腔积液

胃部内镜手术术后气胸、胸腔积液一般并不严重,多发生于胃底、贲门、胃体部手术患者,多为反应性炎症导致,少数患者由于胃部高位穿孔而引起。大多经半卧位、胃肠减压、抗炎抑酸等保守治疗而痊愈。对于腹腔积液,少量积液经抗炎对症治疗后可自行吸收,如量较多,需行介入超声引导下穿刺引流,必要时需手术引流。

【病例 1】

陈某,女,56 岁,以"胃镜发现贲门区占位 1 月余"于 2012 年 2 月 15 日入院,完善术前准备,于当天下午行内镜手术,术中见贲门小弯侧约 2.0cm 黏膜下隆起,予 ESD 完整切除肿块(图 5-27)。术后予禁食,胃肠减压,抗炎(头孢地嗪 + 甲硝唑)、质子泵抑制剂制酸、止血补液对症治疗。术后第一天患者诉上腹隐痛,无恶心呕吐,体温 38.1℃,腹部无明显压痛反跳痛,胃管引流 150ml,淡褐色,行胸部 CT 扫描示:左侧少量气胸,右下肺及左肺舌叶部分膨胀不全,两侧少量胸腔积液(图 5-28),继续行上述保守治疗。

术后第 2 天体温 37.8℃,继续维持原治,患者无不适主诉,无腹痛腹胀。术后第 3 天患者体温正常,予出院。病理示:(贲门)平滑肌瘤伴钙盐沉积,另见黏膜组织,部分表覆鳞状上皮,轻度增生,部分表覆腺上皮,慢性炎伴腺体增生、肠化。

【述评】

对于胃部内镜治疗引起胸腔积气的原因说法不一。本例中病变位于贲门,治疗过程中气体直接沿消化道缺损处疏松组织向上进入胸腔。如果病变的位置在胃后壁,术中穿孔后高压气体进入相对狭小的小网膜腔。腹膜后压力增高,而食管膈肌裂孔是膈肌最为薄弱的

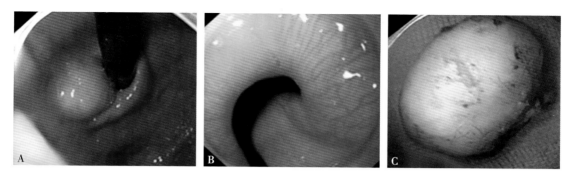

图 5-27　内镜下病变位置及治疗过程

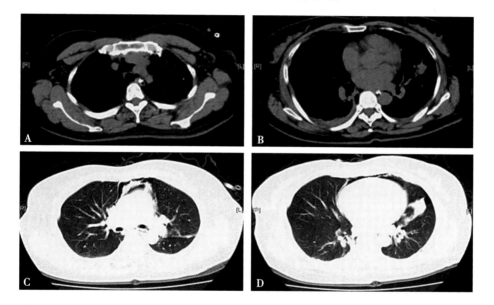

图 5-28　胸部 CT:左侧少量气胸,右下肺及左肺舌叶部分膨胀不全,两侧少量胸腔积液

位置,在腹膜后强大的压力和消化液腐蚀下,形成穿孔,气体很容易顺着腰大肌间隙并向皮下扩散,甚至进入胸腔。

类似本例病例,只要术中原创面完全夹闭,没有胸腔积气继续加重的情况,就可以保守治疗。如果存在张力性气胸或积气过多,可以给予胸腔闭式引流。

【病例 2】

梁某,男,46 岁,以"胃镜发现胃体占位 1 周"于 2011 年 4 月 27 日入院。完善术前准备后,于当天下午行内镜手术。术中见胃体大弯侧 1cm×1.5cm 黏膜下肿块,表面黏膜光滑,行 ESD 完整病灶切除(图 5-29)。术后予禁食,抗炎抑酸止血对症补液治疗。

术后第 1 天(4 月 28 日)患者诉上腹隐痛,无恶心呕吐,体温 37.6℃,全腹平软,无压痛,继续抗炎抑酸治疗,并予下午开始流质饮食。术后第 2 天(4 月 29 日)患者体温 37.4℃,仍有上腹隐痛,无恶心呕吐,继续流质饮食,抗炎抑酸对症治疗。但患者午后体温升至 38.3℃,晚上 9 点左右,患者诉上腹胀痛加剧,经肌注山莨菪碱后无明显缓解。查体:神清,全腹略

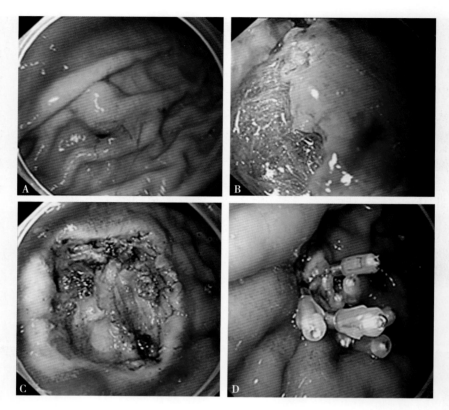

图 5-29　内镜治疗的过程

隆,上腹可及压痛,伴轻度肌紧张,包块未及,予留置胃管,胃肠减压,并继续抗炎抑酸对症治疗。术后第 3 天(4 月 30 日),患者腹痛缓解,体温正常,胃管引流量少,继续禁食、胃肠减压、抗炎抑酸对症治疗。至 5 月 1 日晚,患者再次腹痛,但无发热,无恶心呕吐,继续维持原治,并于 5 月 2 日行超声检查,示:左侧少量胸腔积液,手术区见 40cm×32mm 无回声区。于 5 月 3 日超声介入下行腹腔穿刺术,并置引流管引流,引流出淡黄色液体。当天查:白细胞 $11.02×10^9$/L,中性粒细胞 82.1%,总胆红素 13.0μmol/L,白蛋白 37g/L。患者体温始终正常。至 5 月 4 日,患者胃管引流 100ml,腹腔引流管引流 200ml 黄色液体,患者无不适主诉,无发热,继续禁食、胃肠减压、抗炎抑酸对症治疗。5 月 5 日患者仍有上腹胀痛,无恶心呕吐,体温 37.4℃,胃管引流 50ml,腹腔引流 200ml,淡黄色。行腹部 CT 平扫,示:胃体部 ESD 术后,气腹,胃体前方包裹性积液,双侧胸腔积液(图 5-30)。

　　至 5 月 6 日,患者在介入超声下行左侧胸腔穿刺术,抽出淡黄色液体 420ml,并置管引流。当日查:白细胞 $9.5×10^9$/L,中性粒细胞 75.7%,白蛋白 36g/L,谷丙转氨酶 19U/L,5 月 7 日,患者仍有午后低热,体温约 37.8℃,继续抗炎对症治疗,保持胸腔引流管通畅。至 5 月 8 日,患者体温恢复正常,胸腔引流管引流量少,予流质饮食,至 5 月 9 日,患者体温正常,全腹平软,无压痛,予拔除胸腔引流管,继续流质饮食。至 5 月 10 日,患者无不适主诉,一切正常,予出院。

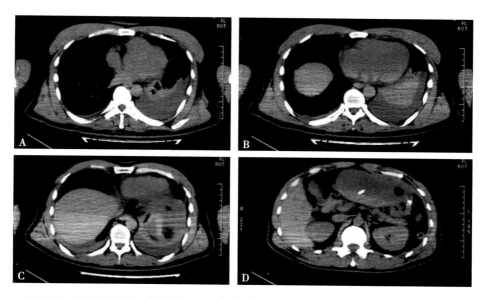

图 5-30　腹部 CT 平扫:胃体部 ESD 术后,气腹,胃体前方包裹性积液,双侧胸腔积液

【述评】

本例患者在术中行全层切除,故术后出现了气腹,胃体前方包裹性积液。而双侧胸腔积液应该是反应性的。对于该患者的处理,因为创面术中已经闭合,气腹考虑是术中进入腹腔,如果不影响膈肌运动,可以不处理。对于包裹性的积液,也没有外科干预的指征。胸腔积液如果量较大,患者会有胸闷、憋气,甚至引起胸腔的感染,故在积极使用抗生素的前提下,给予了胸腔穿刺并留置引流管。

【病例3】

陈某,女,37 岁,于 2011 年 10 月 24 日入院,主诉:胃镜发现胃底占位 1 个月。入院后完善术前准备,于当天下午行内镜手术,术中见胃底大小约 1.2cm×1.5cm 隆起性病变,表面光滑,予 ESD 大块、完整切除病灶,因肿块与部分浆膜粘连,切除部分浆膜层,用金属钛夹及尼龙绳闭合创面(图 5-31),术后置胃管引流,禁食,并予抗炎(头孢地嗪 + 甲硝唑)、制酸止血对症治疗。术后第 1 天(10 月 25 日)诉上腹胀,无恶心呕吐,伴发热,胃管引流 10ml,体温最高达 38.3℃。CT 示:气腹,双侧胸腔积液并两下肺局部压迫性肺不张(图 5-32)。

继续抗炎制酸对症治疗,保持半卧位,维持胃管引流通畅。术后第 2 天(10 月 26 日)仍有上腹胀痛,无恶心呕吐,胃管引流 100ml,体温最高达 39.2℃,超声示:右侧胸腔少量积液,下腹部 40mm 无回声区。术后第 3 天(10 月 27 日)患者腹痛缓解,但仍有腹胀,胃管引流 150ml,体温最高达 38.5℃,复查超声示:下腹部局部肠间隙见最大深度约 22mm 无回声区。白细胞 $14.8×10^9$/L,中性粒细胞 90.9%,血电解质正常。术后第四天(10 月 28 日),体温有所下降,最高达 38.1℃,腹胀有所缓解。术后第五天(10 月 29 日)体温继续下降,最高达 37.8℃,腹胀明显缓解,并排气,予拔除胃管,继续禁食,饮少量水。术后第 6 天(10 月 30 日)体温最高达 37.7℃,开始进流质饮食。术后第 7 天(10 月 31 日)晨体温 37.2℃,予出院。

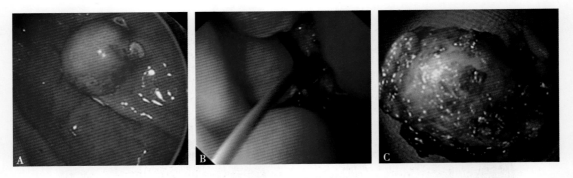

图 5-31　内镜治疗过程

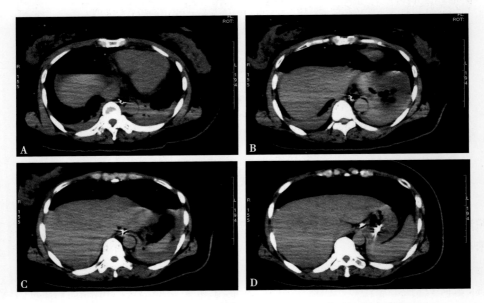

图 5-32　腹部 CT 平扫:气腹,双侧胸腔积液并两下肺局部压迫性肺不张

术后病理:(胃底)黏膜下梭形及上皮样细胞肿瘤,符合颗粒细胞瘤,部分肿瘤组织紧贴基底切缘。

　　患者出院后仍有上腹痛,伴腰部酸痛,并有发热。当地医院超声示:腹腔大量积液,来我院,门诊行 CT 示:胃内镜术后,腹腔积液、积气,左膈下积液、积气,左膈下脓肿?双侧胸腔积液并两下肺局部压迫性不张(图 5-33)。

　　于 11 月 8 日再次住我院。入院时白细胞 12.9×10^9/L,中性粒细胞 82.7%,谷丙 270U/L,谷草 179U/L,CRP>97.2mg/L,体温 38.5℃,入院后予禁食,胃肠减压,抗炎(头孢吡肟 + 奥硝唑)、制酸、保肝对症治疗,同时于当日行介入超声检查,见腹腔包裹性积液,伴分隔,予介入穿刺,置管引流,第 1、2 天分别引流出 20ml,为脓性混浊液体,但仍有发热,体温 38.7~39℃之间波动,提示腹腔引流管引流不畅,患者伴心率加快,110 次 / 分至 120 次 / 分,并出现呼吸急促,11 月 11 日 CT 示:左膈下包裹性积液,范围与 11 月 7 日相仿,盆腔少量积液,双侧

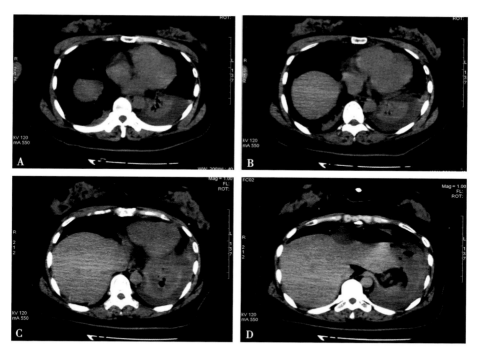

图 5-33 CT 示：胃内镜术后，腹腔积液、积气，左膈下积液、积气，左膈下脓肿？双侧胸腔积液并两下肺局部压迫性不张

胸腔积液伴两下肺压迫性不张，以左侧为著。经普外科会诊后于 11 月 11 日晨转入普外科，完善术前准备后，行腹腔镜探查术，术中见腹壁下局限性脓肿，脓液稠厚，被大网膜包裹，局部纤维素分隔，予打开脓腔，清除脓液，将局部分隔的纤维素尽量剥离，乳胶管置脓腔内引流，负压球两只分别置于膈下和盆腔引流，术后继续抗炎补液治疗，并保持腹腔引流管通畅。患者术后体温明显下降，于 11 月 17 日拔除胃管及盆腔负压球引流管，11 月 18 日拔除膈下负压球引流管，并予流质饮食，11 月 20 日超声示左侧胸腔积液，深度 22mm，11 月 21 日予出院。

【述评】

本例患者与上例患者类似，在术中行全层切除，故术后出现了气腹，腹腔包裹性积液，双侧胸腔反应性积液。但本例患者可能由于术中胃内液体流入腹腔形成包裹性积液后，抗生素保守治疗无效，发生了感染，形成了腹腔内的局限性脓肿。该腹腔内的局限性脓肿，引起了的感染，发热等。对于此类腹腔脓肿的处理方式有保守治疗、经皮穿刺引流、和手术治疗。

对于保守治疗无效的病例，我们首先的是穿刺引流，绝大多数的患者经皮穿刺引流可以暂时控制感染症状并改善患者的一般状况和营养状况，部分患者获得长期的缓解，避免外科手术。但如本例患者的情况是含有大量坏死组织的化脓性液体且存在分隔的复杂性脓肿，腹腔同时存在多处积液，外科手术切开才能实现彻底的引流。随着腹腔镜技术的发展，可以实现腹腔的探查、脓肿的切开冲洗和引流、放置引流管等、采用腹腔镜微创处理内镜治疗后并发症,有利于患者的恢复和减少医患纠纷。

（钟芸诗　任　重　朱俊宇）

参考文献

1. Gotoda T, Kondo H, Ono H, et al: A new endoscopic mucosal resection procedure using an insulation-tipped electrosurgical knife for rectal flat lesions: report of two cases. Gastrointest Endosc, 1999, 50(4): 560-563.

2. 时强,钟芸诗,姚礼庆. 以内镜下黏膜剥离术为基础的消化内镜外科微创治疗的进展. 中华普通外科杂志, 2011, 26(11): 977-980.

3. Conio M, De Ceglie A, Filiberti R, et al: Cap-assisted EMR of large, sporadic, nonampullary duodenal polyps. Gastrointest Endosc, 2012, 76(6): 1160-1169.

4. 《中华内科杂志》编委会,《中华消化杂志》编委会,《中华消化内镜杂志》编委会等. 急性非静脉曲张性上消化道出血诊治指南(2009,杭州)[J]. 中华消化杂志, 2009, 29(10): 682-686.

5. Niimi K, Goto O, Fujishiro M, et al: Endoscopic mucosal resection with a ligation device or endoscopic submucosal dissection for rectal carcinoid tumors: an analysis of 24 consecutive cases. Dig Endosc, 2012, 24(6): 443-447.

6. 周平红,姚礼庆,陈巍峰,等. 内镜黏膜下剥离术治疗胃巨大平坦病变. 中华消化杂志, 2007, 27: 604-607.

7. 周平红,姚礼庆. 内镜黏膜切除及黏膜下剥离术操作方法和技巧. 中华消化内镜杂志, 2008, 25: 564-567.

8. 周平红,姚礼庆,徐美东,等. 消化道黏膜下肿瘤的内镜黏膜下挖除术治疗. 中国医疗器械信息, 2008, 14: 3-5, 9.

9. Shi Q, Zhong YS, Yao LQ, et al: Endoscopic submucosal dissection for the treatment of esophageal submucosal tumors originating from the muscularis propria layer. Gastrointestinal Endoscopy, 2011, 74(6): 1194-1200.

10. Zhou PH, Yao LQ, Qin XY, et al: Endoscopic full-thickness resection without laparoscopic assistance for gastric submucosal tumors originated from the muscularis propria. Surg Endosc, 2011, 25(9): 2926-2931.

11. Xu MD, Cai MY, Zhou PH, et al: Submucosal tunneling endoscopic resection: a new technique for treating upper GI submucosal tumors originating from the muscularis propria layer (with videos). Gastrointest Endosc, 2012, 75(1): 195-199.

12. 时强,钟芸诗,姚礼庆. 以消化内镜为主的双镜联合治疗在消化道肿瘤治疗中的新进展. 中华普通外科杂志, 2013, 10(28): 828-830.

13. 侯晓佳,李兆申,施新岗等. 内镜黏膜下剥离术的疗效及出血危险因素分析. 中华消化内镜杂志, 2012, 29(10): 549-553.

14. Zhou PH, Li QL, Yao LQ, et al: Peroral endoscopic remyotomy for failed Heller myotomy: a prospective single-center study. Endoscopy, 2013, 45: 161-166.

15. Shi Q, Chen T, Zhong YS, et al: Complete closure of large gastric defects after endoscopic full-thickness resection, using endoloop and metallic clip interrupted suture. Endoscopy, 2013, 45(5): 329-334.

16. 马丽黎,练晶晶,周平红等. 组织粘合剂对内镜黏膜下剥离术难治性出血的临床疗效. 中华胃肠外科杂志, 2014, 17(3): 272-274.

17. 内镜黏膜下剥离术专家协作组. 消化道黏膜病变内镜黏膜下剥离术治疗专家共识. 中华胃肠外科杂志, 2012, 15(10): 1083-1086.

18. 钟芸诗,时强,姚礼庆,等. 内镜黏膜下剥离术后短期内胃镜检查对防治迟发性出血的价值评价. 中华消化内镜杂志, 2012, 29(5): 44-47.

19. Fujishiro M,Chiu PW,Wang HP.Role of antisecretory agents for gastric endoscopic submucosal dissection. Dig Endosc,2013,Mar;25 Suppl 1:86-93.

20. Watanabe Y,Kato N,Maehata T,et al:Safer endoscopic gastric mucosal resection:preoperative proton pump inhibitor administration. J Gastroenterol Hepatol,2006,21(11):1675-1680.

21. Ono S,Kato M,Ono Y,et al:Effects of preoperative administration of omeprazole on bleeding after endoscopic submucosal dissection:a prospective randomized controlled trial. Endoscopy,2009,41(4):299-303.

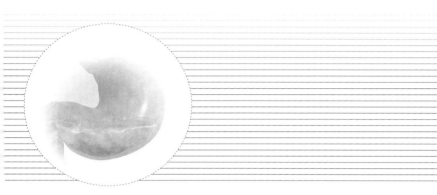

第三篇

十二指肠疾病内镜治疗
并发症的防治

第六章 常见十二指肠疾病的内镜下治疗

第一节 诊 断

原发性十二指肠肿瘤包括原发于十二指肠各段的良性和恶性肿瘤,不包括 Vater 壶腹、胆总管下段和胰头部肿瘤。在消化道肿瘤中发病率较低,不到 5%。十二指肠长度虽然占整段小肠长度的 10%,但其恶性肿瘤的发病率占小肠恶性肿瘤的 25%~40%,可能与胆汁中某些胆酸成分在肠道细菌作用下形成有致癌作用的胆蒽和甲基胆蒽有关。据统计,十二指肠肿瘤的良恶性比例约为 1:1.6~6.8。虽然部分良性病变病理学表现为良性,但生物学性状介于良恶性之间,具有恶变的潜能,如类癌、间质瘤等。十二指肠肿瘤大部分位于球部和降部,而水平部和升部发病率较少。十二指肠良性肿瘤以腺瘤为主,多数呈乳头或息肉状突出于黏膜表面,可为单发或多发。按照病理学特征可分为:管状腺瘤、乳头状或绒毛状腺瘤、Brunner 腺瘤、增生性息肉等。其他良性病变包括:脂肪瘤、血管瘤、平滑肌瘤、异位胰腺等。随着近来超声内镜等诊断技术的发展,间质瘤的发现率明显上升。十二指肠恶性肿瘤则以腺癌为主。

十二指肠 SMTs 的临床表现与肿瘤的大小和部位有关,常表现为恶心,呕吐,上腹部疼痛不适等;如果病变位于乳头附近,可能造成梗阻性黄疸,胰腺炎等症状;但绝大多数病变因直径小,没有症状,仅是在健康查体时发现。内镜下病变的形态多样(图 6-1),大多表现为黏膜下隆起,而黏膜表面完整;Brunner 腺瘤表面可以形成溃疡,甚至伴出血;发育较好的异位胰腺可以看到中央的脐凹。对于十二指肠降部的 SMTs,可以呈长蒂或亚蒂息肉样表现,推测可能是重力牵拉,使根部黏膜层包裹黏膜下层及该层内的血管等组织,形成长蒂。十二指肠 SMTs 病理分类也很丰富,主要包括布氏腺瘤、异位胰腺、类癌、脂肪瘤、间质瘤(GIST)、囊肿等,尤其以前两者多见。十二指肠布氏腺瘤是一种少见的十二指肠良性肿瘤,多数学者认为该病的发生与高胃酸引起的布氏腺体保护性增生有关,而十二指肠布氏腺为十二指肠特有腺体,分泌碱性黏液,占据十二指肠黏膜下层大部。异位胰腺是一种先天性畸形,可能与胚胎期胰腺组织的异常迁移有关,可发生于消化道任何部位,常见于胃和十二指肠。张哲等报道的十二指肠黏膜下肿瘤以 GIST 最多,这可能与他们纳入研究的病例均大于 1cm 且多为手术治疗的患者有关;并且十二指肠间质瘤多起源于肌层并向腔外生长,这种肿瘤我们往往采用双镜联合治疗而没有纳入本组研究。

由于此类疾病症状不典型,缺乏特征性,因此诊断通常较为困难。胃镜检查时可以发现

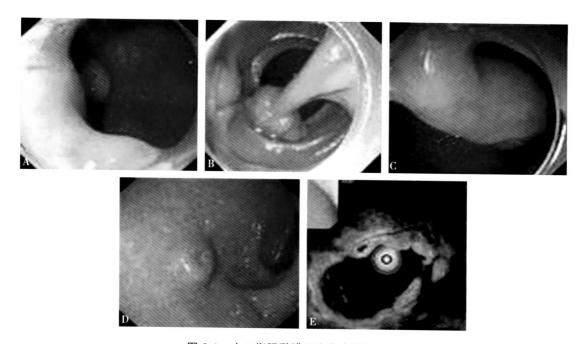

图 6-1　十二指肠黏膜下病变内镜下表现
A. 黏膜下隆起；B. 长蒂息肉；C. 粗蒂息肉；D. 黏膜下隆起，中心凹；E. 病变的内镜超声图

隆起性病变,但由于病变位于黏膜下,通过活检并不能获得理想的病理诊断。超声内镜是目前诊断消化道隆起性病变尤其是黏膜下肿瘤的最好方法,可以通过超声对病灶进行扫描,根据病变的回声强弱、内部回声是否均匀、起源于消化道壁的层次、大小、有无包膜等判断病变的性质。该方法虽然对于黏膜下病变的诊断有其独特的优势,但仍然不能获得病理。超声引导下的细针穿刺可以弥补以上的不足,但只能获得病变局部的病理,可能出现肿瘤的局部活检均为良性而仅在肿瘤的基底部已经恶变的情况,且穿刺过程中是否会造成肿瘤的针道转移,还存在争议。

第二节　常用手术方法

对于十二指肠肿瘤,首选治疗方法为外科手术切除,包括胰十二指肠切除术、十二指肠节段性切除术、十二指肠肿瘤局部切除术等,但创伤较大,患者难以接受。近年来,随着内镜手术技术的飞速发展,包括 ESD 等内镜手术的广泛开展,对于绝大多数十二指肠肿瘤,均能通过内镜手术切除(图 6-2)。对于病灶 <4cm,病理活检证实为良性,肿瘤未侵犯胆管、胰管,内镜下表现无恶性特征(如病灶处溃疡、病变组织质地硬、自发性出血、边界不清等),黏膜下注射抬举征阳性等,均可通过内镜切除。而一些日本专家认为,病灶无论大小,所有腺瘤或原位癌未侵犯胆管或胰管均为内镜下切除指征。术前腹部 CT 及超声胃镜很重要,需排除淋巴结及周围组织侵犯转移。对于位于球部和降部上部的病变,普通前视胃镜即可满足手术

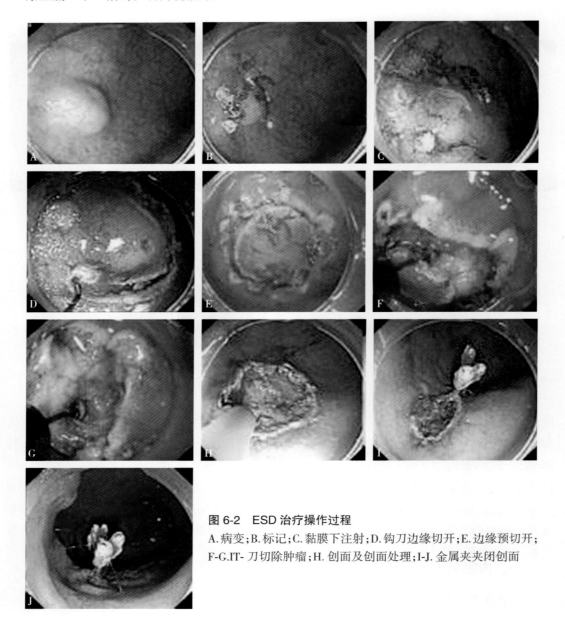

图 6-2　ESD 治疗操作过程
A.病变；B.标记；C.黏膜下注射；D.钩刀边缘切开；E.边缘预切开；
F-G.IT- 刀切除肿瘤；H.创面及创面处理；I-J.金属夹夹闭创面

要求，但位于十二指肠降部较远段的病变，则需使用侧视十二指肠镜。具体手术方式和其他部位的内镜手术方式一样。但由于十二指肠解剖结构比较特殊，管腔狭窄，操作空间狭小；肠壁较薄，易发生穿孔等并发症；和胆管、胰管等相毗邻，手术难度较高。因此，需要具备一定内镜手术经验，并有 ERCP 操作经验的医师才能胜任。

　　十二指肠 SMTs 没有明确的治疗指南，虽然多为良性，但间质瘤、类癌等均有恶性潜质；异位胰腺、布氏腺瘤有恶变的可能，而手术前又缺乏明确的病理诊断，故 SMTs 发现后应及时治疗。十二指肠位置特殊，与胰腺关系密切，病变小时，开腹手术中不易暴露病变部位，操作中容易损伤胰腺或者胰腺的供血动脉,而造成严重的手术后并发症。故既往对该类肿瘤的手术治疗较为谨慎。近几年,随着以 ESD 为代表的内镜治疗技术的进步,为十二指肠 SMTs 的治疗,提供了新的思路。对于内镜治疗方法的选择,要以完整切除为原则(避免间质瘤等种植转移),综合考虑肿瘤的大小,生长方式、内镜治疗水平和手术水平等,合理选择治疗方法,我内镜中心多年来内镜治疗的经验是:①如果病灶为长蒂或亚蒂的息肉样肿瘤,可以选择圈套电切或 EMR 治疗,其中对于蒂较粗者,可以尼龙绳肿瘤根部结扎后电切,预防出血;②位于黏膜层或黏膜下层小于 3cm 的肿瘤,可以选择 EMR 或 ESD 治疗(建议 >1cm 的 SMTs 选择 ESD 治疗),由于十二指肠血供丰富,内镜治疗过程中,容易出血,注意术中预防性止血。③对于与固有肌层关系密切的肿瘤,可以选择 ESD 治疗,沿肿瘤仔细剥离,也可以选择双镜联合的手术方式,增加手术的安全性,尤其对于间质瘤等向腔外生长的肿瘤,建议选择双镜联合。④尼龙绳结扎法治疗该类肿瘤,本组 1 例,该手术简单,安全,但不能获得病理,不能指导后续治疗,故不作为首选。另外,从我们的经验来看,随着肿瘤增大,治疗的难度和风险也会增加,故建议发现十二指肠黏膜下肿瘤后,即使小于 1cm 也要及时处理,以免肿瘤长大后,增加治疗的难度,甚至失去内镜微创治疗的机会。

十二指肠相对于胃来说,腔隙狭小且弯曲,操作难度大,需要手术医生对内镜有很好的掌控能力。十二指肠肠壁较薄,血供丰富,故术中容易发生穿孔、出血;而治疗后创面暴露在胰酶和胆汁中,增加了延迟性出血和穿孔的可能。内镜治疗并发症的发生率相对于胃部、大肠和食管要高,本组术中出血 9 例,穿孔 3 例,迟发性出血 2 例,由于处理及时得当,未出现因为内镜治疗失败而中转开腹手术的情况。本组严重并发症较少,主要是因为本组病例在内镜治疗前进行了严格的选择,入组十二指肠 SMTs 大多不超过 1cm,起源于黏膜下层,向腔内生长为主;对于那些胃镜、超声胃镜以及 CT 提示,病变体积较大(>3cm),与固有肌层关系密切,尤其是以向外生长为主的 SMTs,我们选择了双镜治疗(laparoscopic-endoscopic cooperative surgery,LECS),这样既保证了相对的微创,又大大提高了手术的安全性,降低了手术后迟发性穿孔、出血等严重并发症的发生率。

一、内镜氩离子凝固术(APC)

对于直径小于 0.5cm 的多发性息肉,可以直接用氩气刀进行 APC 电灼。

二、内镜黏膜切除术(EMR)

内镜黏膜切除术又称"大黏膜剥脱活检术",即在内镜下将病变黏膜剥离,并用高频电流完整切除。EMR 是在息肉电切术、黏膜下注射术以及钛夹止血术等内镜技术的基础上逐步发展起来的。EMR 主要适用于部分无蒂息肉、平坦或浅凹陷型息肉、平滑肌瘤、早癌的切除,其作为一项成熟的内镜诊疗技术已广泛应用于胃肠道黏膜病变性质、范围、深度的评估,早期癌、癌前病变及黏膜下肿瘤的治疗性切除,并已部分替代胃肠道病变的外科手术治疗。作为一项微创内镜技术,EMR 操作简便,创伤性小,并发症少,疗效可靠,对于较大病灶,不能一次全套切除,可将主要病灶分块后依次切除(EPMR)。

三、内镜下黏膜下剥离术(ESD)

虽然 EMR 治疗消化道早期病变疗效确切,术后患者生活质量高,但是对于直径 >2cm 的扁平病变,EMR 只能通过分块切除的方法进行,容易导致病变遗漏,肿瘤很快复发,而且由于切除下来的病变破碎,不能进行准确的病理检验。切除肿瘤的完整性非常重要,因为某些类型的早期结直肠癌会向深部生长。如果圈套切除的边缘恰好在深部生长的部位,切除下来的病变破碎,就无法准确判断肿瘤是否有深部浸润,肿瘤是否完整切除,是否有残留,是否应该追加外科手术。近年来,ESD 手术的快速发展及广泛开展,使内镜下大块切除病灶成为可能。ESD 技术采用 IT 刀或海博刀,可以一次性完整切除直径大于 2cm 的早期癌病灶,切除深度可包括黏膜全层、黏膜肌层及大部分黏膜下层,明显降低肿瘤的残留与复发率。

对于没有淋巴结、血行转移的消化道局部病变,理论上都可以进行 ESD 切除,虽然目前对于 ESD 治疗的指征仍有争议,但一般认为只要没有固有肌层浸润、无淋巴结和血行转移,不论位置病变及大小,ESD 均能切除(图 6-2)。现在认为以下情况适用于十二指肠病变的 ESD 治疗:①巨大平坦息肉,如直径大于 2cm 的息肉推荐 ESD 治疗,可一次完整切除病变。②早期癌,可结合染色内镜、放大内镜、超声内镜检查,确定早期癌的浸润范围和深度,局限于黏膜层和没有淋巴结转移的黏膜下层早期癌,ESD 治疗可以达到外科手术同样的根治效果。③黏膜下肿瘤,超声内镜确定来源于黏膜肌层和黏膜下层的肿瘤,通过 ESD 治疗可以完整剥离病变;对于来源于固有肌层的肿瘤,可采用 ESD 进行内镜黏膜下肿瘤挖除术(ESE),但由于十二指肠腔较狭窄,肠壁较薄,操作难度较大,消化道穿孔发生率较高,一旦发生穿孔,修补难度较大,并且病变往往毗邻胆胰管,因此必须拥有丰富内镜治疗经验的医师可以尝试运用。

第三节　常见并发症的防治

一、术中穿孔

十二指肠壁较薄,在剥离过程中极易发生穿孔,和消化道其他部位不同,十二指肠壁一旦发生穿孔,气体直接进入后腹膜,造成皮下、胸膜腔积气,甚至纵隔积气,因此,术中应采用 CO_2 灌注,有利于气体扩散。一旦出现穿孔,应在直视下用钛夹或联合尼龙绳进行修补。如腹胀明显,可用 8 号针进行腹腔穿刺。术后应胃肠减压,半卧位,必要时吸氧,抗生素(头孢三代 + 甲硝唑)、抑酸、抑酶、止血处理。经保守治疗,绝大多数患者可获得痊愈。

【病例】

患者,女,47 岁,以"胃镜发现十二指肠降部黏膜隆起性病变 1 个月"入院。超声胃镜示:十二指肠降部占位,间质瘤可能。

入院后完善术前准备,于当天下午行内镜手术。术中见:十二指肠降部乳头对侧一 2.0cm 肿块,表面光滑,予 IT 刀完整 EFR 全层切除,切除后见黏膜一 2.0cm 缺损,予金属夹 + 尼龙绳联合缝合创面,术后胃镜直视下将引流管放置于十二指肠降部(图 6-3)。

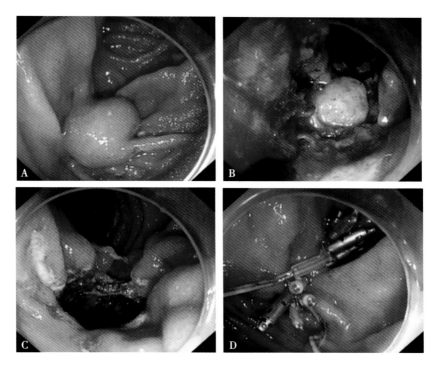

图 6-3 十二指肠降部乳头对侧一 2.0cm 肿块,表面光滑,予 IT 刀完整 EFR 全层切除,金属夹 + 尼龙绳联合缝合缺损创面

术后予禁食、十二指肠引流管引流,抗炎、抑酸、止血、抑制胰酶分泌、补液支持治疗。

术后第 1 天,患者诉上腹部隐痛,无恶心呕吐。查体:神清,热平,一般可,全腹平软,上腹可及轻压痛,十二指肠引流管引流 32ml,淡褐色。血常规:白细胞:8.81×10⁹/L,中性:81.3%,血红蛋白:119g/L,肝肾功能及电解质均正常。继续禁食、胃肠减压、抗炎(头孢曲松 + 奥硝唑)、止血抑酸、抑制胰酶分泌(奥曲肽静脉滴注),并行腹部 CT 平扫。当天晚上,患者出现中上腹痛,伴腹胀,无恶心呕吐。查体:神清,腹软,中上腹压痛(+),无反跳痛。CT 示:十二指肠肿瘤术后,腹腔积气,右侧肾周筋膜增厚,两下肺少许不张(图 6-4)。予解痉止痛,并行心电监护。

术后第 2 天,患者上腹仍有疼痛,无恶心呕吐。查体:神清,体温 37.8℃,一般可,全腹平,上腹可及压痛,无肌紧张,十二指肠引流管引流 150ml,淡褐色。继续维持原治,并行腹部超声检查,示:右侧腹部结肠周围局限性积液。继续维持原治。

术后第 3 天,患者仍诉上腹痛,无恶心呕吐。查体:神清,体温 37.7℃,全腹平软,上腹可及轻压痛,无肌紧张,十二指肠引流管引流 580ml,淡褐色。白细胞:9.22×10⁹/L,中性:78.3%,血红蛋白:104g/L,肝肾功能电解质均正常。继续禁食、胃肠减压,维持原治。

至术后第 6 天,患者排气,腹痛腹胀缓解,无其他不适主诉。查体:神清,体温 37.3℃,一般可,全腹平软,上腹仍可及轻压痛,无肌紧张,十二指肠引流管引流 30ml,淡褐色。予拔除十二指肠引流管,继续禁食,可饮少量水,停用抗生素,停用生长抑素,继续抑酸对症治疗。复查 CT 示:十二指肠术后,术区渗出,伴少量积液(图 6-5)。

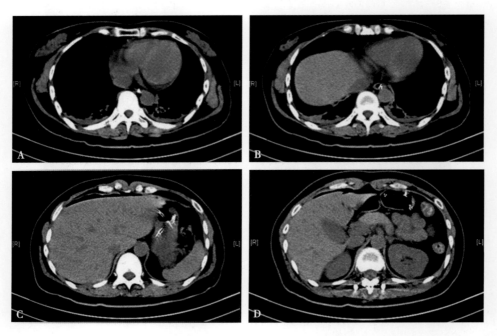

图 6-4　CT 示:十二指肠肿瘤术后,腹腔积气,右侧肾周筋膜增厚,两下肺少许不张

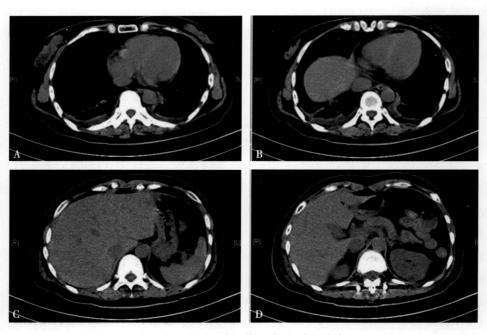

图 6-5　CT 示:十二指肠术后,术区渗出

至术后第 7 天,患者无不适主诉,热平,予复查胃镜,未见异常(图 6-6),予出院。

术后病理:十二指肠间质瘤,梭形细胞型,中度异型,散在个别明显异型细胞,为富于细胞交界性 / 恶性潜能未定的胃肠道间质瘤。

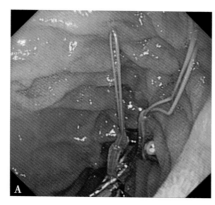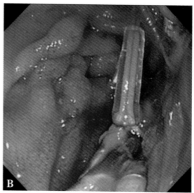

图 6-6　复查胃镜,未见异常

【述评】

该患者十二指肠降部间质瘤,位置就在乳头部对侧。由于肿瘤位置较深,行内镜下 EFR 全层切除,术后见一 2.0cm 的穿孔,在内镜直视下用尼龙绳和金属夹修补。虽然修补较为满意,但术后仍然出现了全身和腹部的症状和体征。十二指肠降部位置较特殊,穿孔直接穿至后腹膜腔,因此,该患者腹膜炎的体征并不明显,体温并不高,白细胞等指标也正常。由于术中用尼龙绳和金属夹修补较为满意,因此,通过保守治疗获得痊愈。十二指肠是胰管和胆管出口所在部位,胆汁、胰液等消化液分泌较丰富,一旦发生穿孔,会引起严重后果,因此,术后常规禁食,十二指肠引流管减压,生长抑素抑制消化液的分泌,常规质子泵抑制剂和抗生素(头孢三代 + 甲硝唑)静脉滴注,患者尽量保持半卧位体位,处理得当,一般均能痊愈。

二、术后迟发性穿孔

由于十二指肠的特殊位置,如发生穿孔,气体一般逸入后腹膜腔,轻者引起腹胀,重者出现皮下、胸膜腔积气,甚至纵隔积气。如术中直视下创面修补完全,一般为小穿孔,术后禁食,胃肠减压,半卧位,必要时吸氧,抗生素(头孢三代 + 甲硝唑)、抑酸、抑酶、止血处理。经保守治疗,绝大多数患者可获得痊愈。

【病例】

患者,男,34 岁,以"胃镜发现十二指肠降部占位 10 天"入院。

入院后完善术前准备,于当天下午行内镜手术。术中见十二指肠乳头上方一大小 1.5cm×0.8cm 黏膜隆起,表面可见副乳头开口,予 ESD 完整切除(图 6-7)。

术后予禁食、胃肠减压、抗炎(头孢替安 + 奥硝唑)、抑酸(泮托拉唑)、抑制胰酶分泌(生长抑素)、补液对症治疗。

术后第 1 天,患者诉上腹隐痛,无恶心呕吐,查体:神清,热平,一般可,全腹平软,无压

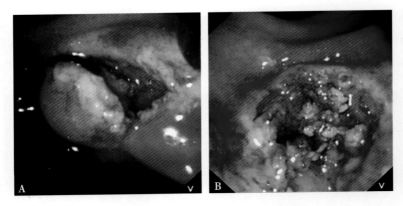

图 6-7　十二指肠降部 SMT,行 ESD 切除

痛,胃管引流 400ml,淡褐色。白细胞:17.95 × 10⁹/L,中性 90.6%,淀粉酶:828U/L,肝肾功能正常。继续维持原治。

术后第 2 天,患者仍有上腹隐痛,无恶心呕吐,但有发热,查体:神清,体温 38.7℃,全腹平软,无压痛,胃管引流 800ml,淡褐色。白细胞:22.55 × 10⁹/L,中性 91.4%,淀粉酶:716U/L,总胆红素:40μmol/L,结合胆红素:19.3μmol/L,肝肾功能正常,继续维持原治,并行腹部 CT 扫描。

术后第 3 天,患者无明显腹痛腹胀,体温 38.1℃。查体:神清,一般可,全腹平软,无压痛,胃管引流 400ml,淡褐色,CT 示:腹腔少许渗出病变,腹腔少量积液,膈下少许积气,双侧胸腔少量积液伴两下肺部分不张(图 6-8)。继续禁食、胃肠减压,抗炎抑酸抑制胰酶治疗。

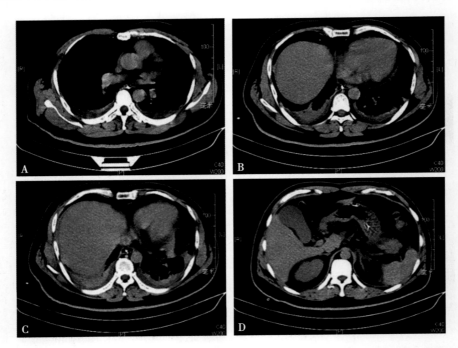

图 6-8　腹部 CT 平扫示　腹腔少许渗出病变,腹腔少量积液,膈下少许积气,双侧胸腔少量积液伴两下肺部分不张

至术后第 5 天,患者上腹仍有隐痛,体温 38℃。查体:神清,一般可,全腹平软,无压痛,胃管引流 1000ml,淡褐色。白细胞:13.7×10⁹/L,中性 85.1%,总胆红素:59.4μmol/L,结合胆红素:43.1μmol/L,丙氨酸氨基转移酶:43.1μmol/L,电解质及肾功能均正常。继续禁食、胃肠减压,抗生素调整为头孢曲松 + 奥硝唑,辅以抑酸补液,停用生长抑素。

至术后第 7 天,行内镜下塑料支架置入术(ERBD),小肠营养管置入术(图 6-9)。复查腹部 CT 示:十二指肠肿瘤 ESD 术后胰腺炎,胰周及腹腔渗出积液,两侧胸腔仍有积液伴部分肺不张(6-10)。

术后第 8 天起开始肠内营养,抗生素调整为美罗培南 + 奥硝唑。并联系介入超声,在超声导引下行左侧胸腔穿刺术,引流出淡褐色液体 300ml。

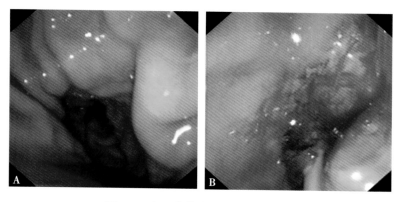

图 6-9　小肠营养管置放及 ERBD 术

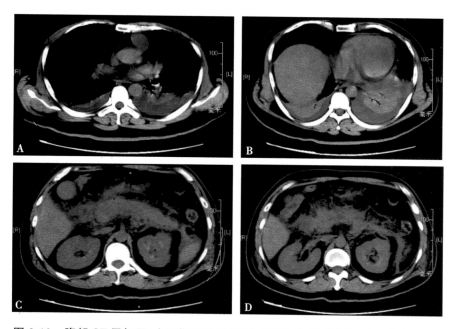

图 6-10　腹部 CT 平扫示:十二指肠肿瘤 ESD 术后胰腺炎,胰周及腹腔渗出积液,两侧胸腔仍有积液伴部分肺不张

至术后第 9 天,患者无不适主诉,体温正常,腹部体征(-),予出院。

术后病理示:异位胰腺组织。

【述评】

　　该患者病灶位于十二指肠乳头上方,肿瘤表面见副乳头开口,在内镜下予 ESD 切除。虽然术中未见明显穿孔,但术后出现高热,白细胞和中性明显升高,符合创面小穿孔表现。由于肿瘤距离乳头较近,并且肿瘤部位恰好是副乳头开口部位,因此,术后出现血淀粉酶升高,CT 示:胰腺周围渗出,符合继发性胰腺炎的诊断。该患者术后胸腔积液较多,为继发于胰腺炎的表现。因此,在禁食、胃肠减压、抑酶、抑酸、抗生素等措施的同时,应及时置入胆管支架,以通畅胆胰液的引流,同时行肠内营养管的置入,行肠内营养,及时引流胸腔积液,一般均能通过上述保守方法获得治愈。

三、术后出血

(一) 保守治疗

　　十二指肠内镜术后应密切观察生命体征及胃管引流性状及变化,并及时复查血常规等指标。如出现腹痛腹胀,CT 或超声示腹腔积液,应密切观察血压、心率、血红蛋白变化情况,如积液量较大,应行穿刺引流,必要时置管。一般经保守治疗,均能获得治愈。

【病例】

　　患者,男,70 岁,以"胃镜发现十二指肠占位 1 周"入院。完善术前准备,于当天下午行内镜手术,术中见十二指肠降部乳头对侧黏膜粗糙不平,呈颗粒样增生,大小范围4.0cm×6.0cm,占据管腔 2/3 圈,予 EPMR 切除,并放置小肠营养管(图 6-11)。

　　术后第 1 天患者热平,上腹胀痛,无恶心呕吐,查体:神清,一般可,全腹平坦,下腹可及轻压痛,无肌紧张。行超声检查,未见膈下、手术区、胸腹腔积液。白细胞 $18.36×10^9$/L,中性粒细胞 89.2%,血红蛋白 128g/L,红细胞 $4.30×10^{12}$/L,血电解质、黄疸指数等均正常。予禁食,抗炎(头孢曲松 + 奥硝唑)、制酸(埃索美拉唑)、抑酶(生长抑素)等对症治疗。

　　术后第 2 天热平,上腹仍有胀痛,无恶心呕吐。查体:神清,热平,全腹饱胀,无明显压痛,包块未及,胃管引流 280ml,色暗红。继续禁食,胃肠减压,头孢曲松 + 奥硝唑抗炎。当天

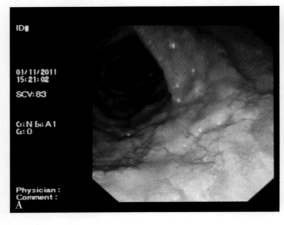
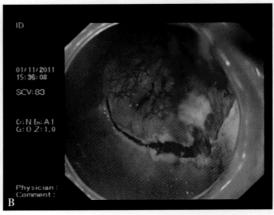

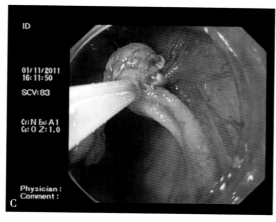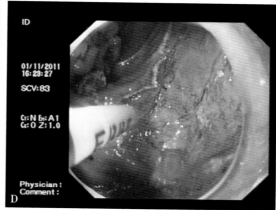

图 6-11　十二指肠降部乳头对侧黏膜粗糙不平,呈颗粒样增生,大小范围 4.0×6.0cm,占据管腔 2/3 圈,予 EPMR 切除

CT 示:腹腔及腹壁积气,腹腔积液;十二指肠降部及水平部去高密度影,局部出血不除外(图 6-12)。白细胞 15.54×10⁹/L,中性粒细胞 92.6%,血红蛋白 121g/L,红细胞 4.05×10¹²/L,肝肾功能电解质等均正常。

术后第 3 天热平,患者腹胀痛明显好转,查体:神清,热平,一般可,全腹平软,无明显压痛,胃肠减压 200ml,色淡红。白细胞 11.61×10⁹/L,中性 85.3%,血红蛋白 111g/L,红细胞 3.72×10¹²/L,血电解质、黄疸指数等均正常。继续胃肠减压,禁食,抗炎制酸止血治疗。超声显示:右侧胸腔少量积液。

术后第 4 天,患者热平,无不适主诉。查体:神清,热平,全腹平软,无压痛,胃肠减压 100ml,淡红色。白细胞 11.47×10⁹/L,中性粒细胞 85.1%,血红蛋白 98g/L,红细胞 3.35×10¹²/L,血电解质、黄疸指数等均正常。予继续禁食,胃肠减压,抗炎制酸止血治疗。

术后第 6 天,患者无特殊不适主诉,腹部体征不明显,胃肠引流 150ml,色淡红。复查 CT 示:腹腔及腹盆壁积气较前吸收,原十二指肠降部及水平部高密度影已大部吸收,腹盆腔少量积液,两下胸腔少量积液伴两下肺膨胀不全(图 6-13)。白细胞 12.1×10⁹/L,中性粒细胞 83.3%,血红蛋白 99g/L,红细胞 3.35×10¹²/L,血电解质、黄疸指数、肝肾功能等均正常。继续予禁食、胃肠减压、抗炎制酸对症补液治疗。

至术后第 8 天,患者无不适主诉。查体:神清,热平,一般可,全腹平软,无压痛,胃肠引流 100ml,色淡红,白细胞 10.79×10⁹/L,中性粒细胞 77.9%,血红蛋白 105g/L,红细胞 3.53×10¹²/L,血电解质、黄疸指数、肝肾功能等均正常。继续禁食、胃肠减压、抗炎制酸对症治疗。

术后第 9 天,拔除胃管,并予少量饮水。

术后第 10 天,患者热平,无腹痛腹胀等不适主诉,查体:神清,热平,一般可,全腹平软,无压痛。予进流质饮食。辅以抗炎制酸对症治疗。

至术后 13 天,患者无不适主诉,予出院。

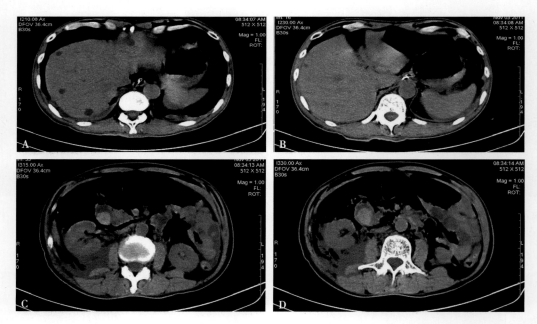

图 6-12　腹部 CT 示:腹腔及腹壁积气,腹腔积液;十二指肠降部及水平部去高密度影,局部出血不除外

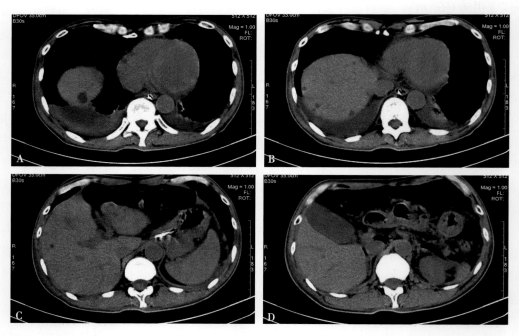

图 6-13　腹部 CT 示:腹腔及腹盆壁积气较前吸收,原十二指肠降部及水平部高密度影已大部吸收,腹盆腔少量积液,两下胸腔少量积液伴两下肺膨胀不全

【述评】

该患者十二指肠病变范围较大,占据肠腔约 2/3 圈,并且距离乳头部较近,行内镜下 EPMR 切除,术后通过胃管引流液的颜色和性状以及 CT 表现为术后出血。但出血量并不大,可能为创面少量渗血,通过止血药物、抑酶、抑酸、抗生素的使用,胃管用冰去甲生理盐水冲洗,均能成功止血。十二指肠降部,尤其靠近乳头部位血供较丰富,并且由于胆汁胰液等消化液分泌的必经之路,容易腐蚀创面小血管,造成术后创面渗血。因此,术后常规使用止血药物、抑酶抑酸制剂,严密观察生命体征、胃管引流液的量与性状以及血红蛋白的变化,如出血量较大,应及时行内镜探查止血。

(二) 内镜下止血

如患者术后胃管引流出较新鲜血性液体,或出现血压下降,心率加快,心慌,心悸等表现,提示可能存在创面活动性渗血,应立即行内镜探查,如创面有活动性出现,在直视下用热活检钳电凝止血,结合金属钛夹夹闭,术后留置胃管,严格禁食,心电监护,补液对症,抗菌、抑酸、止血药物、抑酶,密切观察生命体征及胃管引流情况。

【病例 1】

患者,男,38 岁,以"胃镜示十二指肠占位 1 周"入院。完善术前准备,于当天下午行内镜手术。术中见十二指肠球降交界处一 0.6cm 黏膜下隆起,质地软,予 EMR 切除。降部乳头上方 1cm 另见一 2cm×2cm 黏膜下隆起,表面光滑,予 EMR 切除,基底部见一血管残端渗血,予电凝止血,金属钛夹夹闭创面,再予尼龙绳套扎止血夹与创面,并在胃镜直视下行胃肠减压管引流(图 6-14)。术后予禁食、留置胃肠减压管、抑酸、止血、抑制胰酶分泌、补液对症治疗。

术后第 1 天,患者诉上腹部隐痛,无发热、腹痛、腹胀、恶心呕吐等不适主诉。查体:神清,热平,一般可,全腹平软,无压痛,胃肠减压引流 100ml,黄绿色。该患者既往有肝硬化史,入院时凝血功能延长,予继续禁食、胃肠减压、抑酸、止血、抑制胰酶分泌、补液对症等治疗。

术后第 2 天,患者无特殊不适主诉。查体:神清,热平,一般可,全腹平软,无压痛。胃肠减压引流 250ml,黄绿色。予拔除胃肠加压管,继续禁食,抑酸补液对症支持治疗。至中午 1 点,患者解暗红色大便,伴头晕、乏力、出冷汗,并晕倒,1 分钟后清醒,心率 100 次/分,呼吸 20 次/分,血压 100/60mmHg,急查血常规,示:红细胞 $4.04×10^{12}$/L,血红蛋白 87g/L,白细胞 $6.63×10^9$/L,中性粒细胞 84.1%,考虑术后创面出血,行急诊胃镜检查,示:创面活动性渗血,予电凝止血,金属钛夹重新夹闭创面(图 6-15)。术后予心电监护、胃肠减压、禁食、抑酸止血、生长抑素抑制胰酶分泌,补液对症治疗。

术后第 3 天,患者无不适主诉,无腹痛腹胀恶心呕吐。查体:神清,热平,一般可,血压心率平稳,胃肠减压引流黄褐色液体 100ml,全腹平软,无压痛。查:红细胞 $3.34×10^{12}$/L,血红蛋白 75g/L,血细胞比容 23.5%,白细胞 $4.89×10^9$/L,中性粒细胞 63.3%,继续心电监护、禁食、胃肠减压、考虑患者有肝硬化,凝血功能较差,予补充纤维蛋白原及维生素 K_1,抑酸、抑酶、补液对症支持治疗。

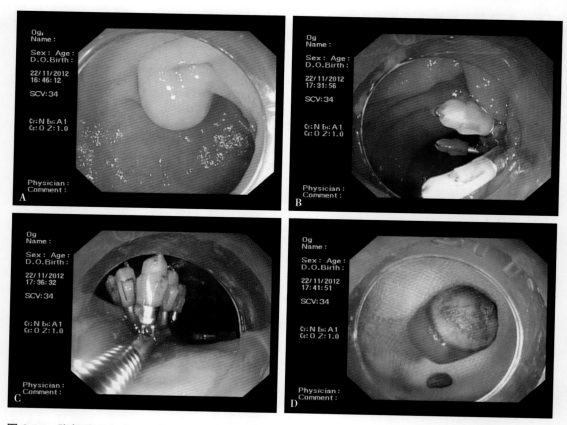

图 6-14　降部乳头上方 1cm 另见一 2cm×2cm 黏膜下隆起,表面光滑,予 EMR 切除,基底部见一血管残端渗血,予电凝止血,金属钛夹夹闭创面,再予尼龙绳套扎止血夹与创面

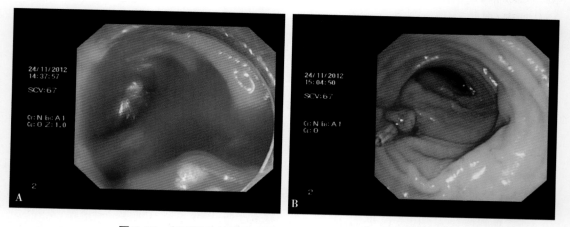

图 6-15　创面活动性渗血,予电凝止血,金属钛夹重新夹闭创面

术后第 4 天,患者无不适主诉。查体:神清,热平,一般可,全腹平软,无压痛,胃肠减压管引流黄褐色液体 100ml,总胆红素 6.6μmol/L,结合淡红色 2.3μmol/L,白蛋白 41g/L,肝功能均正常,凝血功能基本正常,纤维蛋白原 67mg/dl,红细胞 3.27×10^{12}/L,血红蛋白 72g/L,血细胞比容 23%,白细胞 4.79×10^9/L,中性 64.8%,予复查胃镜,未见异常,继续维持原治,禁食、胃肠减压、抑酸、抑酶、补充纤维蛋白原和维生素 K_1,观察腹部及生命体征。

术后第 5 天,患者无不适主诉,予拔除胃管,继续禁食、饮少量水、抑酸、抑酶、补液对症治疗。

至术后第 7 天,患者一般情况好,无不适主诉。查体:神清,热平,全腹平软,无压痛。予出院,门诊随访。

【述评】

该患者有肝硬化史,凝血功能较差,病灶较大,约 2.0cm,位于降部靠近乳头处。虽然术中止血完全(采用电凝、尼龙绳及金属夹套扎夹闭止血),但术后第二天患者出现了出血休克的表现。经及时内镜下处理,止血成功。对于此类患者,尤其有肝硬化凝血功能不全,术后除应用上述的保守药物治疗外,必须密切观察生命体征及胃管引流物的性状、颜色等。胃管应多放置几天,同时针对具体肝功能情况使用保肝药物及维生素 K 和凝血酶等药物,密切观察肝功能、凝血功能和血红蛋白的变化。如出现出血表现,及时内镜探查止血,一般均能成功治愈。

【病例 2】

患者,男,59 岁,以"胃镜发现十二指肠乳头附近黏膜隆起 1 个月"入院。3 年前因直肠癌行 Miles 手术。入院后完善术前准备,于当天下午行内镜手术。术中见:十二指肠乳头周围一 2.5cm 黏膜不规则隆起,呈分叶状,表面充血、糜烂,未见溃疡形成。予 EPMR 分片切除(图 6-16)。术后予禁食、胃肠减压,抗炎(头孢替安 + 奥硝唑静滴)、抑酸(埃索美拉唑静滴)止血、生长抑素(奥曲肽静滴)抑制胰酶分泌、补液对症治疗。

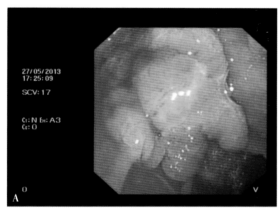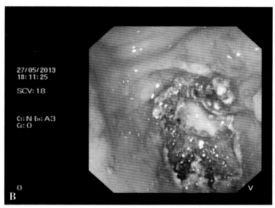

图 6-16 十二指肠乳头周围一 2.5cm 黏膜不规则隆起,呈分叶状,表面充血、糜烂,未见溃疡形成,予 EPMR 分片切除

　　术后第 1 天,患者诉上腹隐痛,无恶心呕吐。查体:神清,热平,一般可,全腹平软,无明显压痛,十二指肠管引流 150ml,淡褐色。查:白细胞 10.08×10^9/L,中性 89.3%,血红蛋白 131g/L,肝肾功能均无异常。继续禁食、胃肠减压、抗炎抑酸止血、生长抑素抑制胰酶分泌、补液对症治疗。

　　术后第 2 天,患者仍有上腹隐痛,无腹胀,无恶心呕吐。查体:神清,体温 37.8℃,全腹平软,无压痛,十二指肠管引流 50ml,淡褐色,继续禁食,胃肠减压,抗炎、抑酸、生长抑素抑制胰酶分泌、对症治疗。当天晚上 22 点,患者腹部结肠造瘘口处可见暗红色粪汁样液体,量约 30ml,无头晕黑矇四肢发冷等症状,继续补液止血对症治疗。

　　至术后第 3 天晨 6 时 25 分,患者十二指肠管引流出鲜红色液体,诉四肢发冷,起床时有一过性黑矇,伴出冷汗,腹部结肠造瘘口放出约 500ml 暗红色液体,血压 100/60mmHg,心率 110 次 / 分,予急查血常规,示:白细胞 10.44×19^9/L,中性 77.7%,血红蛋白 94g/L,红细胞计数 3.11×10^{12}/L,血细胞比容 28.5%。予林格液扩容,止血药静脉注射。并即刻送内镜室,行急诊胃镜探查。见十二指肠乳头处创面有活动性出血,予反复冲洗电灼,冰去甲冲洗,止血成功,留置小肠营养管(图 6-17),继续禁食、抑酸、止血、生长抑素抑制胰酶分泌、补液对症治疗。

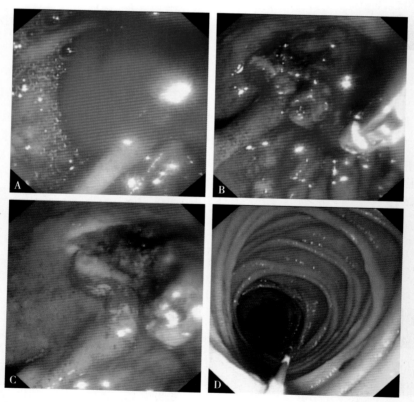

图 6-17　十二指肠乳头处创面有活动性出血,予反复冲洗电灼,冰去甲冲洗,止血成功,留置小肠营养管

术后第 4 天晚 19 时 25 分,患者出现视觉模糊,无法视物,查:神志清,对答切题,血压 120/80mmHg,心率 88 次 / 分,红细胞:1.62×10^{12}/L,血红蛋白:50g/L,血细胞比容:14.8%,血小板:143×10^9/L,白细胞:6.06×10^9/L,中性:76.2%,予少浆血 2 单位静脉输注,并开通双通路补液(复方氯化钠 + 羟乙基淀粉),心电监护、鼻塞吸氧。至凌晨 0 时 30 分,患者双侧视力无明显好转,瞳孔对光反射迟钝,请眼科急会诊,查眼底示:双侧视乳头水肿,予地塞米松 5mg 静注,并行头颅 CT 扫描,示:未见颅内明显出血及脑梗死(图 6-18),请神经内科会诊,考虑垂体病变(垂体出血或卒中)可能,继续对症治疗,必要时复查 CT 或 MRI。

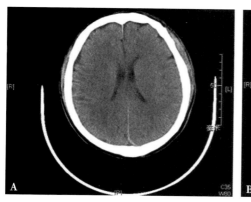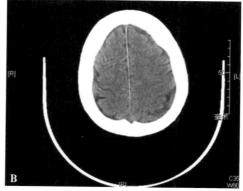

图 6-18　头颅 CT 扫描　未见颅内明显出血及脑梗死

至术后第 5 天晨 8 时,患者仍有双目模糊,无头晕,无腹痛,无恶心呕吐。查体:神清,体温 37.7℃,血压 110/60mmHg,心率 70 次 / 分,$SO_2$99%,全腹平软,无压痛,胃管引流 100ml,淡褐色,白细胞 5.03×10^9/L,中性 89.8%,血红蛋白 65g/L,红细胞 2.19×10^{12}/L,血沉正常,出凝血功能正常。继续禁食,胃肠减压,制酸抑酶对症治疗,密切观察生命体征及胸腹体征。CT 冠状位平扫未见明显异常(图 6-19)。遂行头颅 MRI 平扫示:颅内多发腔梗灶,部分为偏急性梗死灶(图 6-20)。

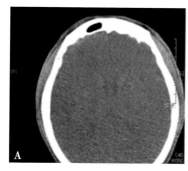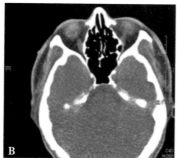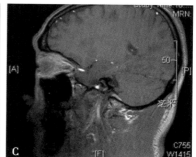

图 6-19　头颅 CT 示　冠状位平扫未见明显异常

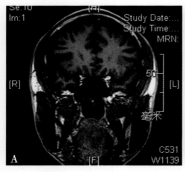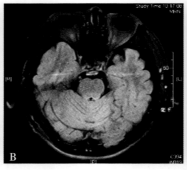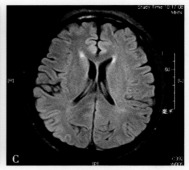

图 6-20　垂体 MRI 示：颅内多发腔梗灶，部分为偏急性梗死灶

　　至术后第 7 天，患者双目模糊有所好转，无头晕，无恶心呕吐，查体：神清，热平，应答切题，血压 130/80mmHg，心率 70 次 / 分，SO_2 99%，全腹平软，无压痛，胃管引流 30ml，淡褐色。予拔除胃管，可饮水，制酸对症治疗。

　　至术后第 8 天，患者一般情况可，视物清晰，无腹痛腹胀，予出院，神经内科继续随诊。

　　术后病理示：十二指肠绒毛状腺瘤伴腺上皮中度异型增生，灶性区中至重度异型增生。基底部及切缘未见肿瘤累及。

【述评】

　　患者为中老年男性，曾行直肠癌手术，腹部有人造肛门。本次因十二指肠乳头周围病变来我院行内镜手术。术后处理同前述。患者术第 2 天晚上 22 时腹部人工肛门见少量暗红色液体，此时即应引起重视，怀疑有创面出血。至第 3 天晨发现胃管引流出鲜红色液体，伴人工肛门大量暗红色液体。虽然及时在内镜下止血成功。但因出血量较大引发休克，并予输血治疗。出血本身及所引发的休克，以及后续包括内镜止血等一系列治疗作为应激因素，引发了该患者缺血性脑梗。虽经眼科和神经内科会诊等一系列措施，患者最终好转，但说明十二指肠内镜手术术后密切观察、及时处理的重要性。

（钟芸诗　周平红）

参考文献

1. 姚礼庆，钟芸诗，周平红 . 内镜黏膜下剥离术在早期胃癌治疗中的应用 . 中华胃肠外科杂志，2010，13（2）：94-95.

2. 周平红，姚礼庆，徐美东，等 . 内镜黏膜下剥离术治疗消化道固有肌层肿瘤 . 中华消化内镜杂志，2008，25（1）：22-25.

3. Zhou PH，Yao LQ，Qin XY，et al. Endoscopic full-thickness resection without laparoscopic assistance for gastric submucosal tumors originated from the muscularis propria. Surg Endosc，2011，25：2926-2931.

4. Shinoda M，Makino A，Wada M，et al. Successful endoscopic submucosal dissection for mucosal cancer of the duodenum. Dig Endosc.，2010，22：49-52.

5. 宗晔，冀明，俞力，等 . 内镜黏膜切除术治疗直肠类癌的价值评估 . 中华消化内镜杂志，2010，27（7）：353-355.

6. Eun SH，Cho JY，Kim WJ，et al.Synchronous early gastric cancer resembling submucosal tumor at the fundus. Gut

Liver,2007,1:171-174.

7. 周平红,姚礼庆,陈巍峰,等.内镜黏膜下剥离术治疗胃巨大平坦病变.中华消化杂志,2007,27(9):10-13.

8. 严佶祺,彭承宏,杨卫平,等.十二指肠良性肿瘤的手术治疗.上海交通大学学报(医学版),2008,28(12):1575-1578.

9. Levine JA,Burgart LJ,Batts KP,et al. Brunner's gland hamartomas:clinical presentation and pathological features of 27 cases. Am J Gastroenterol,1995,90:290-294.

10. Christodoulidis G,Zacharoulis D,Barbanis S,et al. Heterotopic pancreas in the stomach:A case report and literature review. World J Gastroenterol,2007,13:6098-6100.

11. 张哲,沈磊,谭诗云,等.37例直径大于1.0cm十二指肠隆起性病变的临床、内镜、超声及病理分析.临床消化病杂志,2010,5:285-286.

12. 时强,王海波,丁力,等.胃肠道间质瘤的临床诊断及治疗分析.临床外科杂志,2009,17(4):238-240.

13. 蔡振寨,林李森,陈浩,等.十二指肠类癌的内镜超声诊断及其指导治疗的价值.中华消化内镜杂志,2010,27(6):326-327.

14. Brookes MJ,Manjunatha S,Allen CA,et al. Malignant potential in a Brunner's gland hamartoma. Postgrad Med J.,2003,79:416-417.

15. Kushima R,Stolte M,Dirks K,et al. Gastric-type adenocarcinoma of the duodenal second portion histogenetically associated with hyperplasia and gastric-foveolar metaplasia of Brunner's glands. Virchows Arch.,2002,440:655-659.

16. 马丽黎,陈世耀,周平红,等.四种内镜下尼龙绳结扎法处理上消化道黏膜下肿瘤的疗效评价.中华消化内镜杂志,2010,27(11):581-583.

17. Sakon M,Takata M,Seki H,et al. A novel combined laparoscopic-endoscopic cooperative approach for duodenal lesions. J Laparoendosc Adv Surg Tech A,2010,20:555-558.

18. Takahashi T,Ando T,Kabeshima Y,et al. Borderline cases between benignancy and malignancy of the duodenum diagnosed successfully by endoscopic submucosal dissection. Scand J Gastroenterol,2009,44:1377-1383.

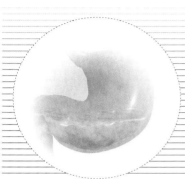

第四篇

结直肠疾病内镜治疗
常见并发症的防治

第七章　大肠黏膜病变的内镜下治疗

第一节　诊　　断

一、大肠癌癌前病变

大肠病变包括大肠腔内黏膜的良恶性肿瘤、炎症性肠病以及缺血性肠炎等疾病。

其中良性肿瘤主要指息肉。大肠息肉是指肠腔内黏膜表面的隆起病变,大多见于直肠和乙状结肠。一般来说大肠息肉很常见,发病率随龄增长而逐渐增高,而且具有一定的恶变倾向。大肠息肉可以单发,也可以多发。大肠息肉只是一个统称,从病理上可分为(表7-1):

1. 腺瘤性息肉　包括管状腺瘤、绒毛状腺瘤及管状绒毛状腺瘤,其中绒毛状腺瘤和管状绒毛状腺瘤发生癌变的几率较大,尤以绒毛状腺瘤为甚,被称为癌前期病变。

2. 炎性息肉　包括溃疡性结肠炎、克罗恩病、血吸虫病等炎性肠道疾病所致的息肉。

3. 错构性瘤、幼年性息肉及色素沉着息肉综合征。

4. 增生性息肉,又称化生性息肉。

值得注意的是,第2种至第4种息肉统称为非肿瘤性息肉,发生癌变的几率很小。

表 7-1　大肠息肉的组织学分 Morson 类

	单发	多发
腺瘤性	管状腺瘤	家族性腺瘤病
	绒毛状腺瘤	Gardner 综合征
	管状绒毛状腺瘤	Turcot 综合征
		散发性腺瘤病(多发性腺瘤)
错构瘤性	Peutz-Jegher 息肉	Peutz-Jegher 综合征
	幼年性息肉	幼年性息肉病
		Cowden 病(多发错构瘤综合征)
化生性	化生性息肉	多发化生性息肉
	炎症性息肉	炎症性息肉病
炎症性	血吸虫卵性息肉	血吸虫卵性息肉病
	良性淋巴样息肉	良性淋巴样息肉病
其他	黏膜肥大赘生物	Cronkhite-Canada 综合征

大肠息肉按形态可分为以下几类。

1. 隆起型（Ⅰ）　有蒂型（Ⅰp型）、亚蒂型（Ⅰsp型）、无蒂型（Ⅰs型）。

2. 表面型（Ⅱ）　表面隆起型（Ⅱa型、Ⅱa+Ⅱc型）、表面平坦型（Ⅱb型）、表面凹陷型（Ⅱc型、Ⅱc+Ⅱa型）。

（一）大肠腺瘤

1. 主要特征　大肠腺瘤是由大肠腺上皮发生而来的良性肿瘤,由管状或绒毛状腺体结构组成,腺瘤上皮细胞具有核增大、强嗜碱性和不同程度复层排列等肿瘤性特点,是大肠癌的癌前病变。组织学上可将腺瘤分为管状腺瘤、管状绒毛状腺瘤、绒毛状腺瘤和锯齿状腺瘤。

2. 内镜形态

（1）管状腺瘤:腺管状结构超过80%,是最常见的大肠腺瘤,约占腺瘤的75%。腺瘤大多有蒂（Ⅰp型）(图7-1),少数亚蒂或无蒂（Ⅰsp型、Ⅰs型、Ⅱa型、Ⅱb型、Ⅱc型）,呈圆形、椭圆形或不规则形,直径数毫米至数厘米大小不等,质地软,表面光滑或有浅裂沟或分叶状,色泽粉红、暗红或接近正常黏膜。单发多见,但仍有25%为多发。

（2）绒毛状腺瘤:绒毛状结构超过80%,约占腺瘤的10%。腺瘤多数无蒂或亚蒂,体积较大,多大于2cm,呈绒球状或菜花状,表面粗糙,有细长绒毛或乳头状突起,色泽淡红,质地软而脆,易出血,常伴糜烂,表面常附有大量黏液,多为单发(图7-2)。

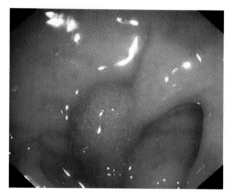
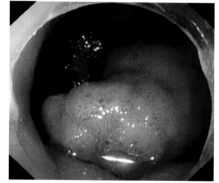

图 7-1　结肠管状腺瘤（Ⅰp）　　　　图 7-2　直肠绒毛状腺瘤（Ⅰs）

（3）管状绒毛状腺瘤:腺管状和绒毛状结构成分均超过20%但均不足80%,约占腺瘤的15%。腺瘤多见粗短蒂或无蒂,中等大小,直径一般大于1.5cm,表面部分呈绒毛状或乳头状,部分光滑,质地软(图7-3,图7-4)。

（4）侧向发育性肿瘤(laterally spreading tumor,LST):是一种大肠的平坦型病变,以侧向发展为特征(图7-5)。有研究表明,当LST直径达20mm时,黏膜下癌发生的几率显著升高。这种侧向发育型肿瘤在普通内镜下如不进行仔细观察,极容易漏诊,国内南方医院报道的32例侧向发育型肿瘤中有2例是在其他病灶染色时偶然发现的。对普通内镜下发现的任何可疑黏膜病灶,都应进行染色内镜或窄带成像内镜检查,有助提高对侧向发育型肿瘤的诊断率。

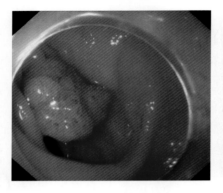
图 7-3　管状绒毛状腺瘤（Ⅰsp）

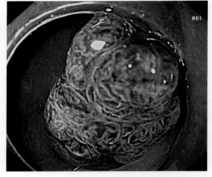
图 7-4　管状绒毛状腺瘤 NBI 图像（Ⅰsp）

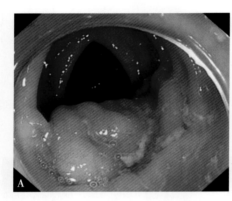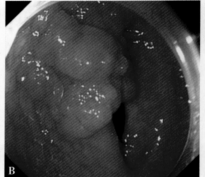
图 7-5　结肠 LST

（5）锯齿状腺瘤（serrated adenoma，SA）：类似于化生性息肉，为增生性和腺瘤性息肉共同组成的锯齿样腺体，表面被覆的腺上皮呈锯齿状，腺管增生，密度增高，具有较高的不典型增生率。多呈亚蒂或无蒂，表面光滑，浅红色，质地软（图 7-6）。这种病变在大体与组织学形态等方面易与增生性息肉相混淆，但其黏膜腺管开口形态常可为Ⅱ型、Ⅲ型或Ⅳ型，通过染色内镜结合放大内镜观察有助于鉴别诊断。

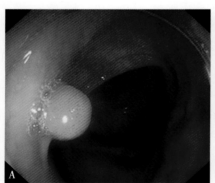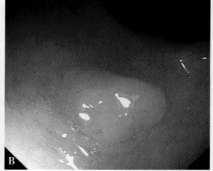
图 7-6　锯齿状腺瘤

3. 大肠腺瘤癌变

（1）主要特征：大肠腺瘤的癌变潜能与腺瘤组织学类型、腺瘤异型增生程度、腺瘤大小、是否有蒂密切相关。文献报道常见的腺瘤中管状腺瘤癌变率最低,约 5%~10%,绒毛状腺瘤癌变率最高,30%~50%,管状绒毛状腺瘤癌变率约为 20%~25%,另外锯齿状腺瘤癌变率约为 4%。腺瘤上皮细胞不典型增生越重,腺瘤癌变率越高。同样腺瘤体积越大癌变率亦越高。亚蒂、无蒂腺瘤癌变率明显高于有蒂腺瘤。

（2）内镜形态：癌变腺瘤多无蒂或粗短蒂,体积较大,形态不规则,顶端糜烂或伴溃疡,表面结节样不平,质地硬而脆,触之易出血（图 7-7）。超声内镜可以准确判断癌变腺瘤的侵犯深度。

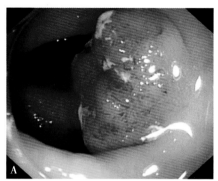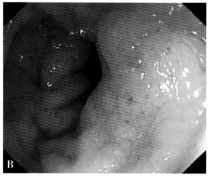

图 7-7　大肠腺瘤癌变

A. 乙状结肠巨大息肉（Ⅰs）,局部糜烂出血;B. 直肠巨大息肉（Ⅰs）,表面结节样不平,散在出血点

4. 大肠腺瘤的处理原则　大肠腺瘤属于大肠癌癌前病变,内镜发现大肠腺瘤行内镜治疗是必要的,可以明显降低大肠癌的发病率。内镜下发现大肠息肉,活检病理证实为腺瘤后,有蒂管状腺瘤行完整圈套电切;亚蒂各类腺瘤基底部注射生理盐水后行完整圈套电切、大块电切、黏膜切除（EMR）;无蒂的绒毛状腺瘤和管状绒毛状腺瘤行黏膜切除（EMR）或黏膜下剥离（ESD）。切除的腺瘤应标明蒂部或基底部,送病理检查。如有腺瘤癌变局限于黏膜层的原位癌或黏膜下层浅层的早期大肠癌,病变如完整切除,基底部无癌累及,可以内镜密切随访。第 1 次发现腺瘤并予以切除后,通常 1 年左右复查肠镜,若无新的腺瘤发生,以后每 2~3 年复查一次肠镜。如果息肉活检证实为腺瘤癌变,超声内镜判断侵犯深度后,按早期大肠癌或进展期大肠癌处理。

（二）大肠腺瘤病

1. 家族性腺瘤性息肉病

（1）主要特征：家族性腺瘤性息肉病是以结直肠多发腺瘤为特征的常染色体显性遗传综合征。家族成员发病率为 20%~50%,有明显的癌变倾向。患者十几岁开始出现腺瘤,腺瘤逐渐增多、增大,如不治疗,在 40 岁左右 100% 将癌变。癌变后发展快,转移早,预后差。此病大肠遍布数百至数千枚大小不等的腺瘤性息肉,常伴有胃十二指肠部的腺瘤性息肉或增生性息肉,少数伴发甲状腺癌,肠系膜或腹壁韧带样瘤,皮肤、骨、眼的非肿瘤性生长。患者大肠腺瘤数目众多,不可能内镜下逐个切除,外科手术切除整个结肠是治疗家族性腺瘤病和预防其癌变的唯一方法。

(2)内镜形态:全结肠密布数百至数千枚腺瘤性息肉,0.2~4.0cm大小不等(图7-8,图7-9),以直肠最密集,其次为乙状结肠、盲肠。形态多为无蒂或亚蒂,有蒂较少。小腺瘤表面光滑,色泽略红,大腺瘤表面增生样结节、糜烂,易出血。

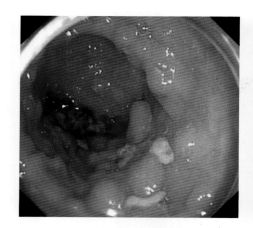 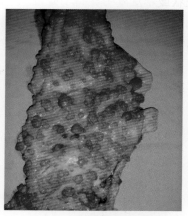

图 7-8　家族性腺瘤性息肉病图　　　　图 7-9　家族性息肉病大体标本

2. Gardner 综合征

(1)主要特征:Gardner综合征是家族性腺瘤病的一种变异型。患者大肠多发腺瘤,容易癌变,常合并有多发性骨瘤病、皮肤间叶细胞源性肿瘤,且肠外病变的出现常先于大肠腺瘤病。多发性骨瘤病多见于下颌骨、颅骨和长骨,表皮样囊肿好发于面部、头皮和四肢。肠系膜韧带样瘤是患者死亡的主要原因。手术仍是唯一治疗方法。

(2)内镜形态:全结肠非密切多发性0.2~0.6cm隆起,表面光滑略红,染色后染料沉积在息肉周围,与息肉形成鲜明对比,边界清楚。由于腺瘤容易发生癌变,一旦癌变可发生全周性肠腔狭窄。

3. Turcot 综合征

(1)主要特征:Turcot综合征是一种较少见的常染色体遗传综合征,表现为大肠多发腺瘤合并原发性中枢系统肿瘤。10~20岁发病,大肠腺瘤出现数年后可见中枢神经系统肿瘤。多发大肠腺瘤常少于100枚,以管状、管状绒毛状较多见、单纯绒毛状较少见,腺瘤最终亦将癌变。中枢神经系统肿瘤主要是神经胶质母细胞瘤和髓母细胞瘤。大肠多发腺瘤常需要手术治疗。

(2)内镜形态:全结肠散在分布数十枚腺瘤,以直肠、乙状结肠较多见,息肉呈无蒂、亚蒂或有蒂形,表面光滑、颗粒状、结节状、分叶状或菜花状不等,体积较大的腺瘤容易癌变。

(三)溃疡性结肠炎

1. 主要特征　溃疡性结肠炎是一种原因不明的非特异性结肠炎症性疾病,多见于青年。该病特点为病程长,从直肠、乙状结肠开始,主要病变在黏膜层和黏膜下层,经过疾病发作、缓解、复发反复循环,结肠炎症逐渐向近端大肠发展,最终累及全结肠。长期反复发作的溃疡性结肠炎有癌变倾向,发病年龄早、病程长,病变范围广的溃疡性结肠炎发生恶变的可能性较大,并以浸润型、低分化腺癌多见,恶性程度高,预后差。

2. 内镜形态 结肠炎活动期黏膜充血水肿、糜烂、小溃疡至较大深溃疡;缓解期黏膜萎缩、炎症性假息肉形成。结肠炎肠黏膜溃疡形成、上皮腺体破坏,修复时纤维组织增生和残留上皮细胞再生形成假息肉样突起和黏膜桥。炎症性假息肉常小于0.5cm,无蒂,形态多样,多呈小丘状或不规则形,表面光滑并充血(图7-10)。息肉较大时,顶部糜烂或小溃疡。

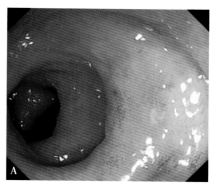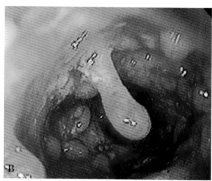

图 7-10 溃疡性结肠炎肠壁散在溃疡及炎性假息肉

(四)克罗恩病(Crohn disease)

1. 主要特征 克罗恩病也是一种原因不明的非特异性结肠炎症性疾病,多见于青年,病程长。病变可发生于消化道的任何部位,但以末端回肠和右半结肠最多见,呈跳跃式、节段性分布,表现为肉芽肿炎症性病变合并纤维化增生和溃疡形成,中晚期可并发消化道出血、瘘管形成、肠穿孔、肠壁脓肿和肠梗阻。长期反复发作的克罗恩病发生大肠癌的机会高于一般人群。

2. 内镜形态 克罗恩病好发于末端回肠和右半结肠,呈跳跃式、节段性分布,早期表现为口疮样小溃疡,典型表现为多发纵行溃疡或不规则溃疡伴周围肠壁增生呈铺路石样改变(图7-11)。炎症性假息肉隆起较高,数目较溃疡性结肠炎少,散在分布于溃疡边缘或卵石征中。

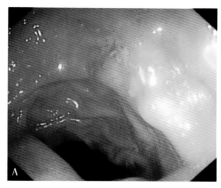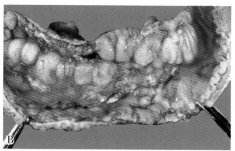

图 7-11 克罗恩病肠壁增生呈铺路石样改变
A. 内镜所见早期小溃疡;B. 大体标本

（五）血吸虫病

1. 主要特征　血吸虫病好发于血吸虫流行区,虫卵沉积在黏膜肌层和黏膜下层,长期慢性刺激导致局部组织增生,形成息肉样隆起。息肉多见于末端回肠、直肠、乙状结肠和降结肠等部位,虫卵的长期刺激可能参与诱发大肠癌的发生。

2. 内镜形态　肠壁明显增厚,表面呈颗粒状、小结节状或息肉样隆起,大小不等,表面光滑,色黄白或充血,周围可伴有散在小溃疡(图 7-12)。

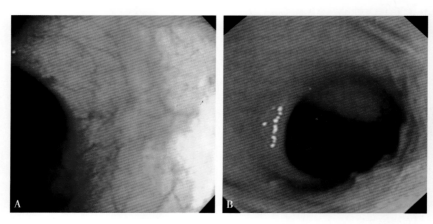

图 7-12　血吸虫病肠壁改变
A.肠壁色黄白;B.肠壁颗粒状小隆起

二、早期大肠癌

（一）主要特征

早期大肠癌是指癌组织只限于黏膜层和黏膜下层,尚未侵犯浅肌层的大肠癌。仅局限于大肠黏膜层内的恶性上皮内瘤变称为高级别上皮内瘤变,一般无淋巴结转移,但累及黏膜下层的早期大肠癌约 5%~10% 有局部淋巴结转移。随着内镜治疗进展,近年有学者认为早期大肠癌指仅限于黏膜层和黏膜下层的浅层,且无淋巴结转移。黏膜下层分为 3 层:sm_1、sm_2、sm_3,黏膜肌层下 $300\mu m$ 为 sm_1,浸润近固有肌层为 sm_3;癌组织浸润至 sm_1 才是早期大肠癌,无淋巴结转移,可以内镜下切除,而浸润超过 sm_1 时,大肠癌可有淋巴结转移,须手术切除。内镜下判断鉴别早期大肠癌与超过 sm_1 的大肠癌十分重要。

早期大肠癌可发生自大肠腺瘤癌变,或者正常黏膜发生癌变,即新生癌(de novo 癌),后者大部分为平坦型或浅凹型早期癌,发展较快。

早期大肠癌按组织学可分为腺癌(低分化、中分化、高分化)、黏液腺癌、未分化癌、印戒细胞癌、鳞状细胞癌和腺鳞癌等类型。

通过内镜下仔细观察、染色放大、超声内镜以及黏膜下注射预处理等各种方法,能估测判断肿瘤浸润深度,以及是否适合内镜下切除。早期大肠癌息肉隆起型(Ⅰ型)多为黏膜内癌,扁平隆起型(Ⅱ型)和扁平隆起伴溃疡型(Ⅲ型)多为黏膜下层癌。染色放大可清晰显示肿瘤及其形态特征,放大后仔细观察腺管开口特征可以估测肿瘤浸润深度。超声内镜可以直接判断肿瘤浸润深度。肿瘤基底部和周围黏膜下层注射生理盐水，若肿瘤和周边黏膜均隆起，提示肿瘤为 sm_1 早期癌，可以内镜下切除；若肿瘤不隆起，称为非抬举征（non lifting sign），表示肿瘤已浸润超过 sm_1，不宜内镜下切除，须手术治疗。

（二）内镜形态

形态学分类及内镜下形态

（1）隆起型

1）有蒂型（Ⅰp 型）、亚蒂型（Ⅰsp 型）：大部分为腺瘤和腺瘤内癌变，隆起病变处表面呈清晰脑回状结构常为管状腺瘤，表面呈绒毛状结构常为绒毛状腺瘤，表面结构消失、污秽、糜烂、易出血、质地硬，或出现平滑浅凹面，或有溃疡形成，常为腺瘤癌变处。蒂部粗短、隆起病变表面结构破坏明显、凹陷溃疡明显多表明癌变腺瘤向黏膜下浸润较深（图 7-13、图 7-14）。

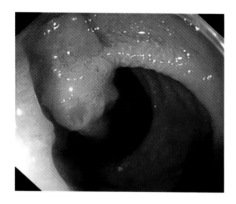 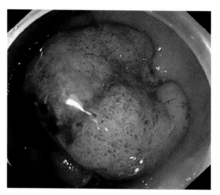

图 7-13　早期大肠癌（Ⅰp 型）　　　　图 7-14　早期大肠癌（Ⅰsp 型）

2）无蒂型（Ⅰs 型）：广基且隆起高度大于 3mm 的病变，多为新生癌（de novo 癌）或广基息肉癌变，癌变表现与Ⅰp 型早期癌相似。表面平坦型（Ⅱb 型）浸润至黏膜下层时形成广基病变，类似于Ⅰs 型，其表面光滑饱满，如出现表面糜烂，或边缘 ZZP 征（zig zag pattern，指癌变黏膜与正常黏膜边界曲折不平，呈锯齿状改变），常表示癌变已浸润超过 sm_1 层（图 7-15）。

（2）表面型

1）表面隆起型（Ⅱa 型）：低于 3mm 的单纯隆起型癌变病灶，表面改变类似于Ⅰ型早期癌（图 7-16）。

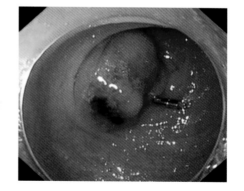

图 7-15　早期大肠癌（Ⅰs 型）

2）表面隆起型伴凹陷（Ⅱa+dep 型）：表面隆起伴有凹陷，但凹陷处为正常黏膜，染色放大观察周边隆起黏膜结构消失，界限不清，凹陷处腺管开口正常（图 7-17）。

3）表面平坦型（Ⅱb 型）：病变与正常黏膜处于相同高度，为黏膜内癌。

（3）凹陷型：分为凹陷伴周边隆起型（Ⅱa+Ⅱc 型，凹陷和隆起均为病变）、（Ⅱc+Ⅱa，凹陷为病变，隆起为反应性正常黏膜），凹陷不伴周边隆起型（Ⅱc 型），三型都多为黏膜下早期癌。

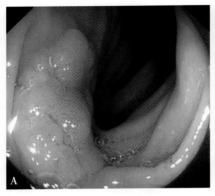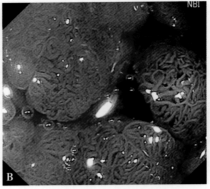

图 7-16　早期大肠癌及其 NBI 图像（Ⅱa 型）

根据内镜超声判断浸润黏膜下层深度，决定能否内镜下切除。此型凹陷面形态有星芒状和面状不规则状不同，星芒状凹陷面多为黏膜内癌或浸润浅的黏膜下癌，常可内镜下切除；面状不规则状凹陷多提示癌浸润超过 sm_1 层（图 7-18、图 7-19）。

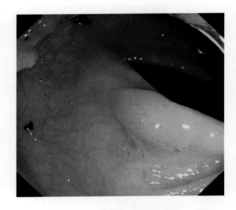

图 7-17　早期大肠癌（Ⅱa+dep 型）

（4）侧向发育型肿瘤（LST）：又称大肠爬行性肿瘤，为大片状横向生长的肿瘤，又分为颗粒型与非颗粒型，颗粒型 LST（图 7-20）表面呈结节或颗粒状，成簇生长，无明显色泽改变，颗粒较细小处多为腺瘤，大颗粒和结节处表面无结构，多为黏膜癌或黏膜下癌。颗粒型可细分为颗粒均一型和结节混合型；非颗粒型 LST（图 7-21）表面散在颗粒或结节，不成簇，病变中常见不规则凹陷，多为黏膜下癌，可细分为扁平隆起型和假性凹陷型。

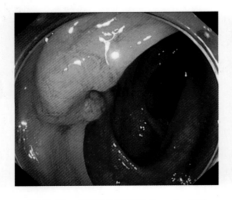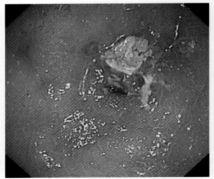

图 7-18　早期大肠癌（Ⅱa+Ⅱc 型）　　　图 7-19　早期大肠癌（Ⅱc）

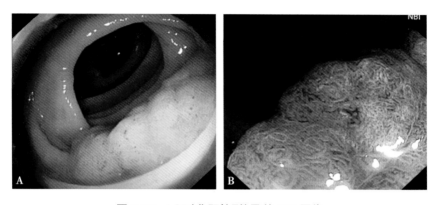

图 7-20　LST(非颗粒型)及其 NBI 图像

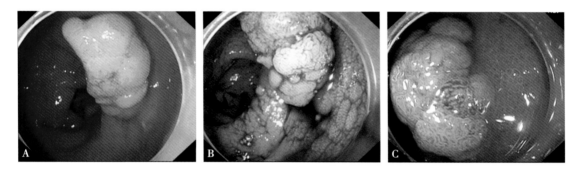

图 7-21　LST(颗粒型)及其染色、NBI 图像

第二节　治　疗

一、息肉咬除术

对于直径小于0.5cm的增生性及炎性息肉,可用活检钳直接咬除,可达到治愈效果(图7-22)。

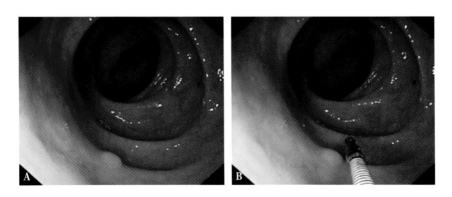

图 7-22　息肉咬除术

A. 结肠镜检查至盲肠,距肛缘 70cm 可见一 0.2cm 息肉,无蒂,表面光滑;B. 用活检钳咬除

二、内镜氩离子凝固术

氩气刀通过把氩离子电离,形成束装氩离子弧对组织进行切割和止血。对于直径小于 0.5cm 的多发性息肉,可以直接用氩气刀进行 APC 电灼(图 7-23)。

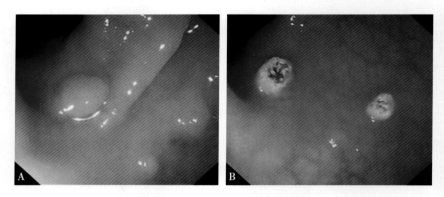

图 7-23　APC 电灼

A. 结肠镜检查至乙状结肠,距肛缘 10~30cm 结肠至直肠可见数枚 0.2~0.3cm 息肉, 表面光滑,无充血、糜烂;B. 用 APC 电灼后

三、电切术

对于直径小于 2cm 的增生型,带蒂的息肉,可以采用电切术予以治疗。如蒂部较粗大, 因其内部往往有滋养血管,可先予尼龙绳在蒂的根部进行套扎,再行电切,可有效防止术中、 术后的出血(图 7-24)。

四、尼龙绳结扎

对于进行电切较易出血的带蒂病灶,可以采用尼龙绳结扎治疗,其原理为通过结扎阻断 病灶的血流供应,使组织逐渐坏死脱落,达到不进行电刀切除同样"切除"病灶的目的,不过 如今该方法单独使用较少,往往配合其他方法进行(图 7-25)。

五、大肠病变的内镜黏膜切除术与内镜黏膜分片切除术

内镜黏膜切除术又称"大黏膜剥脱活检术",即在内镜下将病变黏膜剥离,并用高频电 流完整切除。EMR 是在息肉电切术、黏膜下注射术以及钛夹止血术等内镜技术的基础上逐 步发展起来的。EMR 主要适用于部分无蒂息肉、平坦或浅凹陷型息肉、平滑肌瘤、早癌(包 括食管、胃、结肠)的切除,其作为一项成熟的内镜诊疗技术已广泛应用于胃肠道黏膜病变性 质、范围、深度的评估,早期癌、癌前病变及黏膜下肿瘤的治疗性切除,并已部分替代胃肠道 病变的外科手术治疗。作为一项微创内镜技术,EMR 操作简便,创伤性小,并发症少,疗效 可靠,对于较大病灶,不能一次全套切除,可将主要病灶分块(EPMR)后依次切除。

EMR 具体操作方法如下:病灶被置放于肠镜视野的右下方,将生理盐水注入病灶的肛

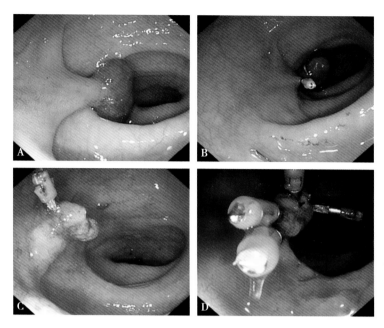

图 7-24　电切术

A.结肠镜检查至距肛缘 20cm,可见一 2.5cm 息肉,有蒂,表面呈分叶状,无充血、糜烂;B.予以根部钛夹夹闭,并配合尼龙绳套扎(蓝色);C.予电切后创面;D.创面钛夹固定

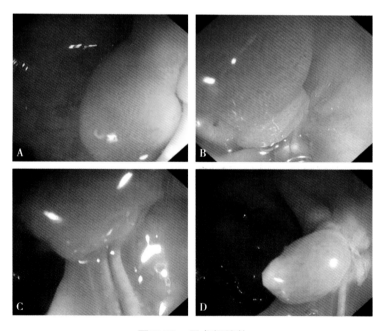

图 7-25　尼龙绳结扎

A.结肠镜检查至盲肠,距肛缘 15cm 息肉,直径分别为 2.0cm,带长蒂,表面呈分叶状,无充血、糜烂,予蒂部尼龙绳套扎;B.予以根部尼龙绳套扎;C.病变颜色变浅,表示已结扎至根部血管;D.结扎后病变

侧正常黏膜下,制造人为隆起,如病灶较大,需从不同部位作几次注射。然后将息肉切除用圈套置于病灶周围,在抽气的同时收紧圈套直至有阻力,此时应将病灶与其周围正常黏膜收紧,病灶位于中心,可稍微放松圈套再收紧,以防止肌层进入收紧部位。然后用切割电流切除病灶,因凝固及混合电流可能因热传导损失肠壁,造成结肠壁迟发性穿孔(图7-26)。

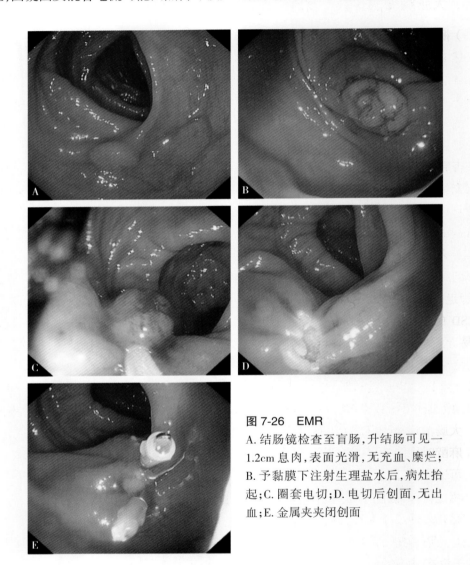

图 7-26　EMR
A. 结肠镜检查至盲肠,升结肠可见一1.2cm 息肉,表面光滑,无充血、糜烂;
B. 予黏膜下注射生理盐水后,病灶抬起;C. 圈套电切;D. 电切后创面,无出血;E. 金属夹夹闭创面

　　对于病灶过大不能被单次切除的病灶,则需行分片切除(EPMR),原则上,EPMR 方法基本与 EMR 相同,区别在于对同一病灶多次使用圈套器将其分片切除。EMR 与 EPMR 在切除病灶后,应使用钛夹闭合创面以防止创面出血或穿孔。

　　EMR 治疗后最严重的并发症为出血与穿孔。出血有两种表现:术后立即发生或者术后4~5 天发生,前者可能由于操作过程损伤毛细血管造成,后者可能因为残留的坏死组织脱落所致。止血夹对出血非常有用;患者术前如有出血倾向或使用抗凝药,应于 EMR 前后 7 天停用;出血不止者应外科介入。穿孔的原因如下:①内镜控制不好的情况下进行治疗;②肌层被卷入圈套收紧部分;③电凝时间过长致黏膜灼伤综合征。疑有穿孔时,腹部平片有助于发现游离气体或后腹膜气体。尽管保守治疗可以成功,但应准备外科介入。

六、大肠病变的内镜下黏膜下剥离术

(一) 概述

虽然 EMR 治疗消化道早期病变疗效确切,术后患者生活质量高,但是对于直径大于 2cm 的扁平病变,EMR 只能通过分块切除的方法进行,容易导致病变遗漏,肿瘤很快复发,局部复发率可高达 20%。由于切除下来的病变破碎,不能进行准确的病理检验。切除肿瘤的完整性非常重要,因为某些类型的早期结直肠癌会多处向深部生长。如果圈套切除的边缘恰好在深部生长的部位,切除下来的病变破碎,就无法准确判断肿瘤是否有深部浸润,肿瘤是否完整切除,是否有残留,是否应该追加外科手术。近年来,日本学者开发出一种先端带陶瓷绝缘头的新型电刀(IT 刀),可以一次性完整切除直径大于 2cm 的早期癌病灶,切除深度可包括黏膜全层、黏膜肌层及大部分黏膜下层,这一手术被称为内镜黏膜下切除术(Endoscopic submucosal dissection,ESD),可明显降低肿瘤的残留与复发率。

(二) 大肠 ESD 的特点

解剖结构和生理特点与其他消化道部位相比,大肠有其特殊性。首先,大肠肠壁非常薄,肠管走向变异度大,位置不固定,并且存在弯曲、结肠袋、蠕动及逆向蠕动等特点,使大肠病变 ESD 的操作难度高。此外,由于大肠内的细菌量和毒力比胃部的多而强,一旦发生穿孔,容易导致严重的腹膜炎,往往只能采取开腹手术进行修补,甚至是进行造口,也就是说发生并发症后的后果比较严重。但是,正是由于大肠黏膜相比其他脏器黏膜较薄,容易切开,其黏膜下层也比较疏松,容易进行剥除,因此只要具备良好的内镜定位操作经验,学习大肠 ESD 的操作也并不十分困难。相比较胃部的 ESD,大肠 ESD 也具备如下特点和优势:

1. 大肠治疗对咽喉部及呼吸道刺激及影响较小,只需使用小剂量镇静药即可。

2. 麻醉时因上消化道分泌物较少,可行静脉麻醉。

3. 可以变换体位,利用重力来改善操作条件。

4. 相比胃部,黏膜下层血管较少,易于控制出血。

5. 黏膜较薄易于切开,黏膜下层疏松易于剥除。

(三) 大肠 ESD 的指征

对于没有淋巴结、血行转移的消化道局部病变,理论上都可以进行 ESD 切除,虽然目前对于 ESD 治疗的指征仍有争议,但一般认为只要没有固有肌层浸润、无淋巴结和血行转移,不论位置病变及大小,ESD 均能切除。现在认为以下情况适用于 ESD 治疗:

1. 消化道巨大平坦息肉,如直径大于 2cm 的息肉推荐 ESD 治疗,可一次完整切除病变。

2. 早期癌,可结合染色内镜、放大内镜、超声内镜检查,确定早期癌的浸润范围和深度,局限于黏膜层和没有淋巴结转移的黏膜下层早期癌,ESD 治疗可以达到外科手术同样的根治效果。

3. 黏膜下肿瘤，超声内镜确定来源于黏膜肌层和黏膜下层的肿瘤，通过 ESD 治疗可以完整剥离病变；对于来源于固有肌层的肿瘤，可采用 ESD 进行内镜黏膜下肿瘤挖除术(ESE)，但消化道穿孔发生率较高，必须拥有丰富内镜治疗经验的医师可以尝试运用。

ESD 手术时间较长，清醒状态下患者难以耐受，一般在静脉麻醉下进行，因此，对于不具备开展无痛内镜检查条件的医疗单位、一般情况较差的患者，不主张开展 ESD 治疗。心脏、大血管手术术后服用抗凝剂，以及患血液病、凝血功能障碍者，在凝血功能没有得到纠正前，严禁 ESD 治疗。病变基底部(黏膜下层)注射生理盐水后局部无明显隆起，提示病变基底部的黏膜下层与肌层有粘连，肿瘤可能浸润至肌层组织，应列为 ESD 禁忌。

(四) ESD 具体操作方法

1. 确定病变范围、性质和浸润深度　通常采用内镜下黏膜染色技术加放大内镜观察腺管开口类型，有条件的医院可以采用窄带成像(NBI)加放大内镜的方法，初步判断是否为肿瘤上皮以及肿瘤的浸润深度。

2. 标记　在明确了病变范围、性质和浸润深度，确定可以进行 ESD 治疗时，由于大肠病变一般边界较为清晰，可直接应用针形切开刀距病灶边缘约 0.5cm 处进行一圈的电凝标记，必要时在 NBI 或者普通腔胭脂染色技术的辅助指引下，明确标记范围。对于直肠中上段以上的病变，为防止标记时导致损伤，可采用 APC 进行标记。

3. 黏膜下注射　由于大肠壁比胃壁薄而柔软，因此，ESD 穿孔风险较高，不易安全实施 ESD 剥离，但可通过局部注射抬举病变在一定程度上降低风险。目前临床可供黏膜下注射的液体有生理盐水、甘油果糖、透明质酸等。注射液中加入少量腔胭脂和肾上腺素可以显著提高注射效果及作用，其中腔胭脂可使黏膜下注射的区域更清晰，使黏膜下层和肌层很好地分离；而肾上腺素可以收缩小血管，减少术中出血。

4. 切开病变周围黏膜　顺利预切开病变周围黏膜是 ESD 治疗成功的关键步骤。在大肠病变时，由于正常黏膜与病变黏膜厚度不同，进行局部黏膜下注射后，病变与正常黏膜的分界更加清晰。充分完成局部注射后，准备切开前再次确认所选择的切开线是否有利于下一步的内镜操作。一般切开线选择由口侧开始，顺时针方向沿标记点外侧缘使用 Hook 刀或设定 Flex 刀尖端 1~2mm，完全接触黏膜状态下切开。切开中应注意保证看见切开刀尖端处于安全状态下进行操作。通常状况下，一般不对黏膜作整圈切开，而是切开至可以一气呵成的剥离范围，完成这一范围病变的剥离后再逐次切开黏膜进行剥离。特别是治疗时间较长的大型病变和伴有瘢痕病变时，如一周切开后即使追加黏膜下局部注射，注射液仍会自切开的创口漏出，无法形成隆起，不能确保手术安全。因此，第 1 阶段不可做一周切开。切开过程一旦发生出血，冲洗创面明确出血点后，用切开刀直接电凝出血点，或应用热活检钳钳夹出血点电凝止血。

5. 剥离　可以根据病变不同部位和术者操作习惯，选择应用 Hook 刀、Flex 刀或 IT 刀等刀具沿黏膜下层剥离病变。开始剥离时，应把剥离刀贴于切开边缘内侧(肿瘤侧)，反复小幅度地进行剥离。完成一定范围的剥离后，再逐次切开黏膜进行剥离。进一步进行剥离时，内镜先端透明帽可以整个伸入黏膜下层形成的空间，这样不仅可以保证黏膜下层良好的视野,同时还能适度牵动、推拉黏膜下层的纤维,使之易于剥离。

6. 创面处理 病变剥离后创面及创缘经常可见裸露的小血管或在剥离过程中未能彻底处理的出血点,可应用切开刀、热活检钳或 APC 进行电凝,预防术后出血。必要时应用止血夹夹闭血管,预防迟发性出血。对于局部剥离较深、肌层有裂隙者,金属夹缝合裂隙当属必要(图 7-27)。

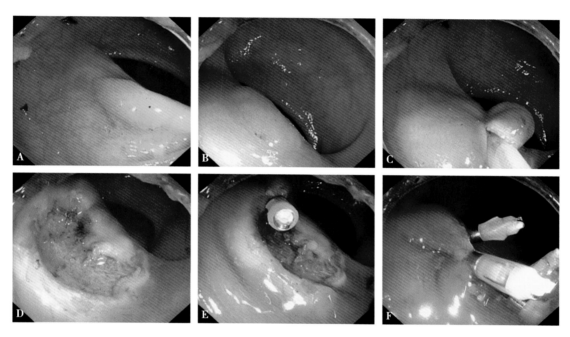

图 7-27　ESD

A.距肛缘20cm一扁平状肿块,约1.5cm;B.边缘予氩气刀标记后,黏膜下注射生理盐水 + 肾上腺素 + 靛胭脂,病灶抬起;C.钩刀进行边缘预切开,IT 刀逐步大块、完整剥离病灶;D. 手术创面可,未见明显出血;E. 氩气刀烧灼后,金属夹夹闭部分创面;F. 夹闭后创面

7. 切除标本的组织学处理 为提高病理学诊断的准确性,在将标本浸泡于 4% 甲醛液前须展平,并用细针固定标本的四周(黏膜的下层面紧贴于固定板上),测量病变大小。以2mm 间隔连续平行切片,然后对完整切除的标本进行详尽的病理学检查,确定其浸润深度,病变基底和切缘有无肿瘤累及、有否淋巴管、血管浸润等,根据病理诊断结果判断是否需追加外科手术。

第三节　常见并发症的防治

一、穿孔

(一)围术期处理

1. 术前评价 首先,应对患者的全身状态以及并发症作详细的检查,研究决定术前处置方案以及是否施行内镜治疗。同时,对病变的评价也非常重要,即使判断为可施行 ESD 的病变,由于有时结直肠 ESD 手术历时 4~5 小时以上,患者的综合状况是否允许也应仔细评价。病变的部位也很重要,直肠,尤其是位于腹膜返折以下直肠病变,安全性较高,回盲部病灶 ESD 手术的操作难度高,技术要求也高,需有经验的医生操作,有时需直接在腹腔镜下施行手术。

判断为可施行 ESD 手术的患者,应签署手术同意书。手术同意书中不仅应详细说明治疗目的和内容,而且还应充分说明并发症的发生内容、发生几率及其处理方法,必须征得患者同意。并且,在手术同意书中还应详尽说明作为替代治疗的内镜分片黏膜切除术(EPMR)以及外科手术的优点、缺点。

2. 术前处理　即使已充分考虑到发生并发症的处理方法,术前的肠道准备也非常重要。一方面,充分的肠道准备可确保手术中视野清晰,而且一旦发生穿孔,也可降低腹腔感染的机会。

3. ESD 术中注意事项　结直肠穿孔几乎发生在黏膜下层剥离之际,大多因难以辨认剥离面而引发,所以,向重力方向牵引病变部分就能提高剥离面的辨认度。为了预防发生结直肠穿孔时肠内容物漏至肠管外腹腔内,应在施行 ESD 之前吸尽肠腔内多余的肠液,同时改变患者体位,促使肠液向病变相反方向流动。这种体位变换方法对于利用病变重力进行的 ESD 而言也极为有益。

由于结肠肌层非常薄弱,ESD 术后创面较大,一旦内镜头端透明帽顶住肌层很容易造成肌层分离而穿孔。因此,结肠 ESD 中肠镜头端附加的透明帽应柔软,并避免透明帽与 ESD 创面相接触。

与通常进行的食管胃 ESD 相比,对结直肠施行 ESD 费时较长,必须充分考虑到术后患者的腹胀感。国外有研究报道,在施行结直肠 ESD 时灌注二氧化碳替代通常的空气送气,由于二氧化碳比普通空气更易于被肠管吸收,故而能减轻 ESD 术中和术后患者的腹部胀满感,而且能将发生穿孔所致的气腹以及纵隔气肿抑制在最低限度(图 7-28)。但严禁用于慢性阻塞性肺病(COPD)患者以及重度心功能不全患者。

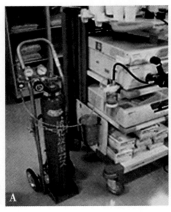
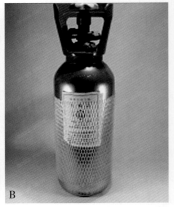

图 7-28　二氧化碳注气装置

4. 结直肠穿孔的处理

（1）术中穿孔：与胃穿孔不同，结直肠穿孔时肠管内容物漏入腹腔内，引发严重腹膜炎的危险性极高，一旦发生结直肠穿孔，必须迅速处理。由于初始的穿孔大多仅为小穿孔，此时不要盲目急于切除病灶，应首先选择金属夹夹闭穿孔部位（图 7-29、图 7-30），不需要紧急转至外科手术治疗，可考虑先作保守治疗并严密观察病情。此时应注意的是，为了不影响之后施行的 ESD，可先行一定程度的剥离，而后再行夹闭缝合处理。

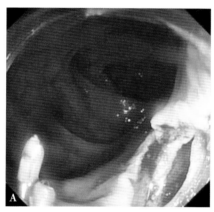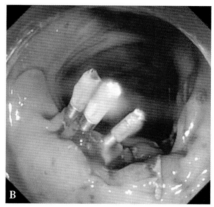

图 7-29　结肠 ESD 术中穿孔及修补
A. 结肠 ESD 术中穿孔，裂口较小；B. 金属夹夹闭裂口

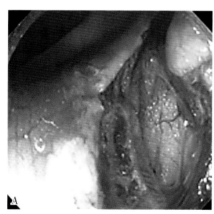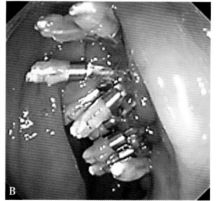

图 7-30　结肠 ESD 术中穿孔及修补
A. 结肠 ESD 术中穿孔，裂口较大；B. 多枚金属夹自两侧向中央夹闭裂口

由于术前进行过肠道准备，内镜治疗中发生的穿孔一般较小，穿孔所致的腹痛往往较轻，也较局限；术中穿孔能及时发现，应用止血夹也能夹闭缝合穿孔；结合术后禁食、静脉使用抗生素，保守治疗一般均能成功（图 7-31）。

应该指出，术后出现的腹部局限性压痛和腹腔游离气体不是外科手术指征，随访观察中只要全身一般状况较好，生命体征平稳，腹痛程度无加剧，腹痛范围无扩大，腹肌无紧张，可

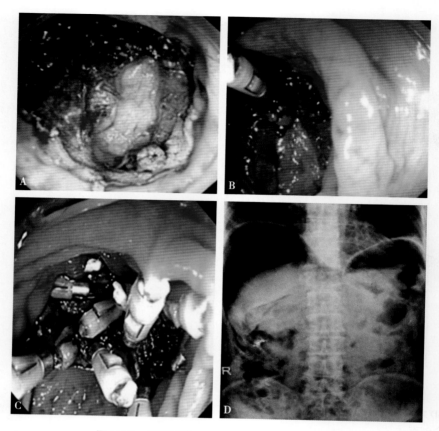

图 7-31　结肠肝曲 LST，ESD 术中穿孔及修补

A.结肠肝曲 LST，ESD 术中穿孔；B.多枚金属夹成功自两侧向中央夹闭裂口；C.穿孔夹闭后创面；D.术后第 2 天腹部 X 见大量膈下游离气体，但无腹膜炎体征，保守治疗

以继续随访观察腹部体征而不需外科手术。一旦气腹加重，出现严重的腹胀和腹膜炎体征，应及时外科手术，以免延误治疗时机。

（2）内镜下荷包缝合术：但是，对于穿孔部位较大，单独使用金属夹完全缩缝过于费时，而且可能因夹子的顶端损伤剥离面造成再次穿孔，内镜下荷包缝合术是一种能在短时间内缝合、夹闭创面的有效措施（图 7-32）。

　　手术器械使用双通道内镜、尼龙绳和金属夹。使尼龙绳稍稍露出内镜一钳道口，另一钳道口从溃疡面对准口侧的正常黏膜进行，用金属夹夹住尼龙绳的一边，对肛侧的正常黏膜也同样进行。对用金属夹固定着的尼龙绳作荷包状缝合，拉拢口侧和肛侧的正常的黏膜，闭锁溃疡面。而后继续对边缘部位追加金属夹即可完全缩缝。溃疡面较大时，可在 2 处作荷包缝合，使溃疡面进一步缩小后再用金属夹完整缩缝。固定尼龙绳的位置一般距离创面边缘 5~10mm 为宜。若距离过远，缝合则不充分。

　　5. 迟发性穿孔　据文献报道，施行 ESD 术引发的迟发性穿孔一般发生在 3 天之内，患者自诉腹胀、腹痛和腹部不舒适感。多见于以下情况：①肿瘤剥离后的溃疡底较深，能观察

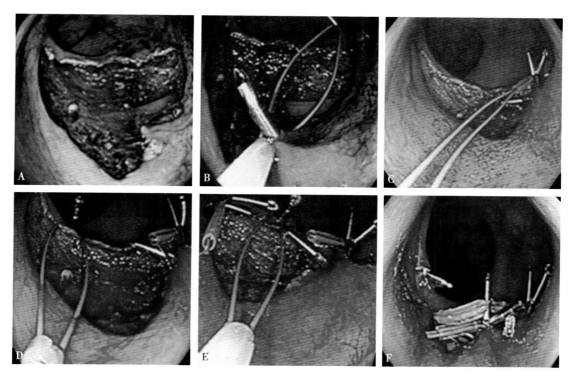

图 7-32　内镜下荷包缝合术
A. 结肠 ESD 术后,创面较大,局部剥离较深;B. 金属夹夹住尼龙绳的两边;C. 收紧尼龙绳缩小创面;D、E. 同样缩缝其余创面;F. 缩缝后的创面

到肌层存在裂痕或创面菲薄;②剥离标本上附有肌层;③剥离病变时的通电时间较长。

　　术中一旦发现上述情况,可用金属夹预防性夹闭创面或采用上述荷包缝合术作创面闭锁,以预防施行 ESD 引发的迟发性穿孔。大多数迟发性穿孔病例需进行外科治疗(图 7-33),一部分患者也可采取保守治疗。我院开展 200 多例结直肠 ESD,出现 1 例迟发性穿孔。

　　6. 穿孔后的管理　对于手术中穿孔以及迟发性穿孔的患者首先可以采取保守治疗,予卧床休息、禁食、全量补液以及静脉使用抗生素治疗等。保守治疗的过程中,需密切观察患者的生命体征(包括脉搏、呼吸、血压和体温等)、腹部体征,一般而言,经过 24 小时的观察,病情没有加重,则保守治疗成功的可能性就很大,可以避免外科修补手术。但即使保守治疗,也应与外科医师紧密合作,确保一旦出现不能继续保守治疗的状况下能及时外科手术治疗。对于经保守治疗无效,腹部体征加重或生命体征不稳的患者,应立即外科手术修补穿孔。鉴于穿孔一般较小,结合穿孔的部位,手术可首先考虑腹腔镜手术,减少对患者生理及心理上的创伤。

　　对于低位直肠病变,剥离至肌层或更深时,肠腔内高压力的气体进入后腹膜间隙,临床可以出现后腹膜气肿、阴囊气肿和皮下气肿,止血夹夹闭创面后经保守治疗气肿可以很快(一般 2~3 天)消退。

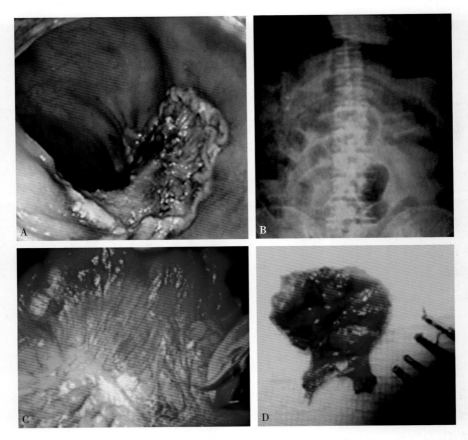

图 7-33 结肠肝曲复发息肉 ESD 术后气腹

A. 结肠肝曲复发息肉 ESD 术后，创面较大，未见明显穿孔，术中无气腹；B. 术后 1 天出现严重腹胀，腹部 X 线见大量膈下游离气体；C. 急诊外科手术发现创面所在处肠壁菲薄，肠系膜可见气肿；D. 外科手术切除标本

与上消化道相比，结直肠肠壁更薄，肠腔存在弯曲部，操作空间小，内镜治疗尤其是 ESD 难度更高，手术时间更长，并发症发生率更高，对操作者的技术要求较高。因此对于结直肠巨大平坦病变，目前仍多主张采用 EMR 和 EPMR 方法切除病变，有丰富外科治疗经验和较高内镜治疗技巧的医生可以尝试采用 ESD 方法切除病变。

（二）病例讨论

1. 大肠癌前病变和早癌病例穿孔分析

【病例 1】

患者，男性，47 岁，因"发现结肠息肉 2 年余"入院。入院后完善术前准备后行内镜手术。术中见结肠距肛缘 50cm 有一 3cm 黏膜隆起，予 ESD 切除，术后部分创面予钛夹夹闭。术后转入病房观察，予以禁食、静脉营养、抑酸、止血治疗。

术后第 1 天中午患者突发腹痛，查体：神清，全腹平，中下腹可及压痛，伴肌紧张，急查血常规：白细胞 10.42×10^9/L，中性粒细胞比例 84.8%，急诊 CT 提示腹腔少许游离气体（图 7-34）。

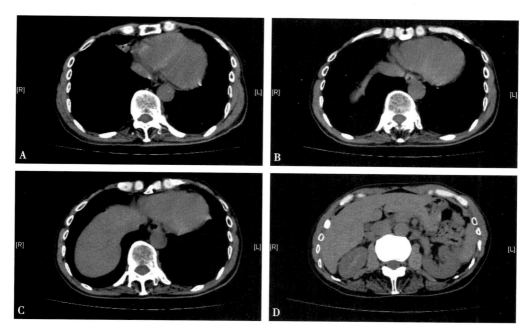

图 7-34　急诊 CT 示：腹腔少许游离气体，左肾可疑病变，右肾囊肿可能

予导尿，加用头孢曲松 + 奥硝唑抗感染治疗。

术后第 2 天凌晨 1 点，患者症状无缓解，伴高热，血压 119/66mmHg，心率 110bpm，氧饱和度 95%，行胃肠减压，予以亚胺培南 / 西司他丁（亚胺培南西司他丁钠）抗炎补液对症治疗，血常规结果：白细胞 13.86×10^9/L，中性 88.7%，电解质正常，C 反应蛋白 87.2mg/L，凝血功能及淀粉酶正常。腹部平片示肠梗阻不排除，超声未见腹腔积液（图 7-35）。至晨 8 点，患者体温有所下降，复查血常规：白细胞 15.82×10^9/L，中性粒细胞 93.5%，继续亚胺培南 / 西司他丁

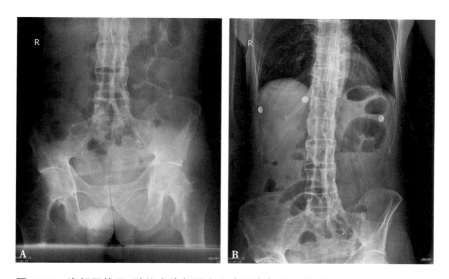

图 7-35　腹部平片示：卧位中腹部及左上腹见含气小肠曲，未见明显扩张，立位见数个小液平，两侧膈下未见游离气体影

抗感染,营养补液对症治疗。

术后第 3 天,患者体温 38℃,余生命体征平稳,复查血常规:白细胞 11.03×10^9/L,中性 93.3%,C 反应蛋白 236.9mg/L,下腹及脐周仍可及压痛,伴轻微反跳痛,无包块,继续使用亚胺培南/西司他丁抗感染,加用奥硝唑。隔日复查腹部 CT 示:小肠积气扩张,少量腹腔积液(图 7-36)。改抗生素为头孢吡肟 + 奥硝唑。术后第 6 天患者体温平,白细胞有所下降,停用头孢吡肟,改用头孢他啶。

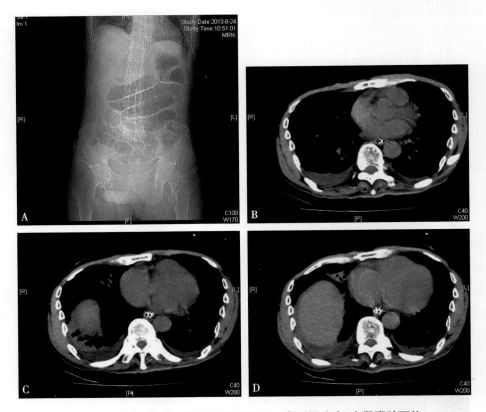

图 7-36　腹部 CT 示:胸腔及盆腔积液,左肾可疑病变,右肾囊肿可能

术后第 7 天,患者体温再次升高为 38℃,白细胞 15.01×10^9/L,中性 79.9%,C 反应蛋白:72.2mg/L,改用头孢吡肟抗感染治疗。两天后(术后第 9 天)复查 CT 示:直肠及乙状结肠扩张积液,伴周围渗出性及少量气体改变,右侧胸腔积液,右肺中叶慢性炎症及陈旧灶(图 7-37)。

术后第 11 天,患者诉前一日排较多量白色黏膜样便,无恶心呕吐,无明显腹痛。复查血常规:白细胞 20.75×10^9/L,中性 88.3%,C 反应蛋白 72mg/L,遂将抗生素调整,停用来立信、头孢吡肟,改用氨曲南抗感染治疗。至术后第 13 天,患者仍有低热,体温最高达 38℃,但无腹痛腹胀黑便便血等症状。复查白细胞 16.55×10^9/L,中性 85.8%,腹部超声示:盆腔内均质回声区,考虑结直肠积液可能大。隔日患者下肢肿胀,血管彩超示:左小腿肌间静脉内血栓形成,经血管外科会诊,加用低分子肝素治疗。

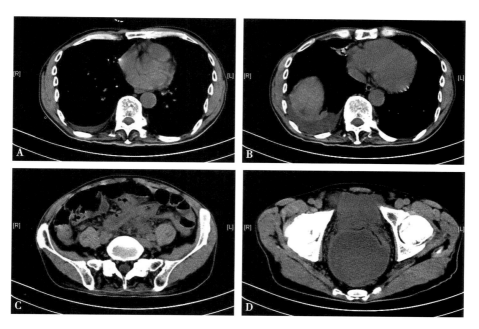

图 7-37 CT 示:直肠及乙状结肠扩张积液,伴周围渗出性及少量气体改变

术后第 17 天患者体温正常,复查血常规,白细胞 $11.91 \times 10^9/L$,中性 82%,C 反应蛋白 48.6mg/L,CT 示:右侧胸腔积液,腹腔积液,盆腔积液(图 7-38)。建议超声介入下行穿刺引流,患者及家属拒绝。故继续抗炎保守对症支持治疗,并开放饮食,予流质。

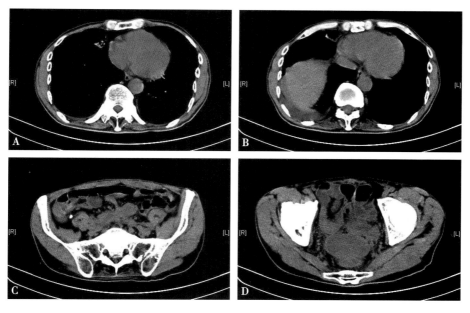

图 7-38 CT 示:右胸腔及盆腔积液,直肠稍扩张,周边少许渗出,较前片吸收好转

术后第 20 天,患者体温平,白细胞正常,C 反应蛋白 27.2mg/L,开始予半流少渣饮食,隔日患者体温正常,无腹痛腹胀等不适主诉,予出院。

病理报告:距肛缘 50cm 管状腺瘤伴上皮内瘤变低级别,周缘及基底切缘未见肿瘤累及。

【述评】

根据国外报道称,ESD 手术发生穿孔几率与肿瘤大小(大于 3cm),位置,纤维化程度以及操作者水平有关。该病例中,患者病灶较大,为 3cm 左右,发生穿孔的可能性要较其余小病灶可能性大,这点必须在术前与患者以及患者家属做好详细的沟通。此病例病程较长,达 20 天左右,虽然期间患者于术后第 7 天体温出现反复,但总体而言,在使用抗生素治疗后,患者的全身体征平稳,腹痛程度无明显加剧,腹痛范围与肌紧张程度并无加重。这说明对于内镜手术术后出现的腹部局限性压痛和腹腔游离气体并不是外科手术指征,可以在禁食、静脉营养、抑酸、止血治疗的前提下根据患者体温、白细胞及炎症指标加用抗生素抗感染治疗,并密切随访。需要注意的是,应排除其他疾病如胰腺炎,阑尾炎等造成的腹痛后,才能认为患者出现的症状是由于内镜手术穿孔引起。

该病例自始至终我们都采用保守治疗,是由于内镜手术引起的穿孔一般很小,禁食一段时间穿孔往往能自行愈合,基于该患者病情平稳,并没有出现严重的腹膜炎体征,使用抗感染治疗有效,盲目手术只会增加患者的痛苦。当然,经保守治疗无效,腹部体征加重或生命体征不稳的患者,应立即外科手术修补穿孔。鉴于穿孔一般较小,结合穿孔的部位,手术可首先考虑腹腔镜手术,减少对患者生理及心理上的创伤。

对于长期卧床的患者,下肢静脉血栓形成有可能造成肺动脉梗死,脑梗等急症出现,因此对于此类患者,应鼓励患者下床走动,或在床上进行下肢按摩,必要时可加用低分子肝素预防血栓形成。若患者在下地走动后突然出现呼吸困难,胸部疼痛,昏厥等,吸氧不能提高氧饱和度,应警惕出现肺动脉梗死,及时行气管插管,呼吸机辅助通气等措施。

【病例 2】

患者,男性,49 岁,因“肠镜发现直肠占位 1 个月”入院。入院后行内镜手术,术中见:距肛缘 10cm 可见一 3cm 占位,直径约 3cm,表面呈分叶状,边界清,行 ESD 切除。术后予禁食、头孢替安 + 甲硝唑抗炎、止血药物静脉注射、补液对症治疗。

术后第 1 天(6 月 18 日)患者诉腹部胀痛,被动体位,体温 37.5℃,心率 90bpm,血压 100/60mmHg,腹部膨隆,肠鸣音亢进,15 次 / 分,全腹压痛明显,伴肌紧张,叩诊呈鼓音,予以胃肠减压,改用头孢吡肟 + 奥硝唑,腹部平片示腹腔内较多游离气体,肠管稍扩张(图 7-39)。术后第二天患者腹部胀痛略

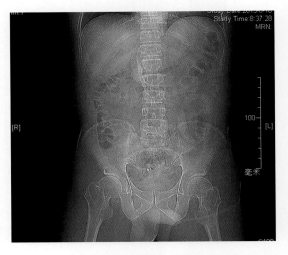

图 7-39　腹部平片示:腹腔内较多游离气体,肠管稍扩张

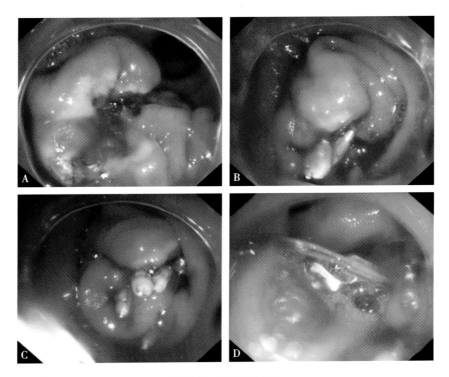

图 7-44　肠镜下止血

A. 距肛缘 20cm 创面见一巨大血肿,表面有活动性渗血;B、C. 予金属夹夹闭部分创面;D. 尼龙绳套扎金属夹

无效,应即刻行内镜检查寻找出血点。

　　普通肠镜检查均需口服全肠道灌洗择期进行,但下消化道活动出血患者身体状况较差、病情急,大剂量饮水难耐受,且肠道准备时间较长,不利于及时诊疗,由于血液是天然的导泻剂,一般大出血患者肠道内粪便剩余较少,急诊肠镜比常规检查更容易看到新鲜出血灶,有报道急诊肠镜发现出血部位阳性率高于择期 2.6 倍,术前须查阅前次肠镜手术报告中标记的部位,在急诊重复肠镜时重点关注,据循腔进镜原则,自下而上排除肛门病变、缓慢进镜,动作要轻柔,观察要仔细,避免充气过度,加重出血,甚至穿孔,粪便多时可用 50ml 针筒经活检钳道冰生理盐水反复冲洗、吸引;肠腔内见柏油样大便,系陈旧性出血,还不到出血部位,继续进镜寻找;见暗红色便,示快到出血部位;见鲜红色便,示附近活动出血,沿血迹线索进镜至肠腔清洁处,表面已越过出血部位。找到出血点后,应先清除表面的血痂,若有残余的钛夹也应去除,对量较多的活动性出血,可以使用冰去甲肾上腺素冲洗,该例患者肿瘤为带蒂型,故使用金属夹夹闭创面,并配合尼龙绳套扎金属夹。术后证实止血效果有效,患者很快康复出院。

【病例 2】

　　患者,女,66 岁,因"肠镜示直肠息肉 1 个月"入院。该患者 10 个月前因直肠癌在我院行 Dixon 术,术后病理示:直肠溃疡型腺癌,部分为黏液腺癌,侵及全层及周围脂肪组织,两切缘未见癌累及,淋巴结均未见癌转移。本次入院后完善术前准备,内镜手术术中见:直肠距肛缘 10cm 可见一 0.7cm 息肉,有蒂,表面光滑,予 EMR 电切,创面予金属夹夹闭。术后予禁食、止血补液对症治疗,隔日患者无特殊不适,予以出院。

术后第 4 天患者出现便血三次,色鲜红,每次量约 30ml,行肠镜探查,见肠腔内有陈旧性积血,原创面处血痂形成,予去除血痂及金属夹,见少量活动性渗血,用热活检钳电凝创面,等待 5 分钟,复查肠镜,未见渗血(图 7-45)。术后予止血药物静滴,补液对症治疗,第 2 天患者离院。

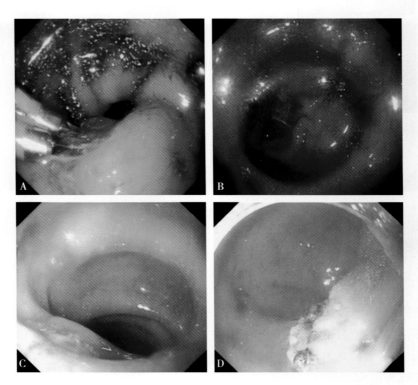

图 7-45　肠镜下止血

A.原创面处血痂形成;B.肠腔内有陈旧性血迹;C.去除金属夹后见创面有活动性渗血;D.用热活检钳电凝后出血停止

【病例 3】

患者,女,50 岁,因"肠镜发现直肠占位 9 个月"入院。肠镜见直肠距肛缘 10cm 延伸至肛缘一巨大扁平息肉,占肠腔 3/4 圈,表面呈绒毛状,予 ESD 切除,创面予 APC 电凝。术后予禁食、胃肠减压、止血药物静注、补液对症支持治疗。术后患者无不适主诉,于术后第 5 天出院。

术后病理:直肠绒毛状管状腺瘤,伴上皮内瘤变低级别,部分病灶紧贴基底切缘。

两个月以后患者复查肠镜,发现直肠原 ESD 创面又见绒毛状增生,直径约 1.5cm。再次收住病房行 ESD 切除。术后予抗炎补液对症治疗,经过平稳,术后第 3 天出院。

出院后 3 天患者开始解少量血便,色淡红,无腹痛。至第 4 天血便加剧,量较多,色转为鲜红,但无头晕、黑矇、晕厥等表现,来我院急诊,急查血红蛋白 135g/L,予禁食、止血、抑酸补液治疗,无明显好转,隔日行急诊肠镜探查术,术中见直肠原创面 KC 位 4 至 7 点局部少量活动性渗血,予 APC 电凝止血,冰去甲冲洗创面,止血成功(图 7-46)。

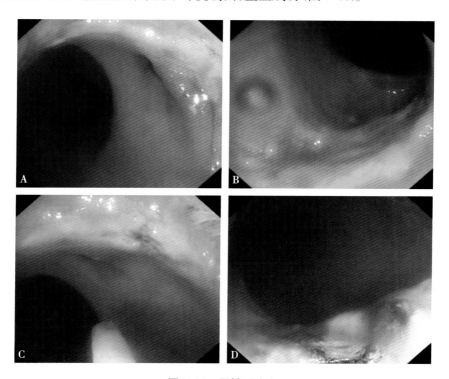

图 7-46　肠镜下止血

A、B. 直肠原创面 KC 位 4 至 7 点局部少量活动性渗血;C、D. 予 APC 电凝止血,冰去甲冲洗创面,止血成功

止血后两天复查血红蛋白 105g/L,予禁食、止血抑酸药物及生长抑素静滴、补液对症治疗,并予头孢吡肟预防感染。至止血后四天开放流质饮食,患者未见便血,无明显主诉,予出院。

术后病理:直肠绒毛状管状腺瘤伴上皮内瘤变,低级别。

【述评】

不同术式治疗息肉后引起的出血创面多有不同,在找到相应的出血点后应该根据具体情况采用不同的止血方法。常用的止血方法有:①局部喷洒止血药物,多用于结直肠局灶性糜烂、溃疡、息肉摘除后出血。用 1:1000 冰去甲肾上腺素生理盐水冲洗出血部位,也可在 1:1000 冰去甲肾上腺素生理盐水中加入凝血酶冲洗出血部位。②金属夹止血,多用于小动脉喷射性出血以及息肉切除术后残端出血。使用金属夹止血时必须保证视野清晰,经内镜工作通道置入已安装好金属夹的释放器;伸出并充分张开金属夹,直视下旋转释放器手柄上的旋转装置调整方向,使金属夹开口与出血点垂直后,将金属夹两爪钩在出血点两侧组织;负压吸引,使缺损周围黏膜皱缩以缩小创面,适时快速夹闭金属夹。③氩气离子凝固术,多用于肠内溃疡型出血、肿瘤性出血,以及内镜黏膜切除术及内镜黏膜下剥离术术后创面渗血。找到出血部位后,对准出血点进行电凝止血,功率60W,电凝时间要适度,一般3~5秒最为适宜,直至创面焦灼,出血停止。④硬化剂注射,多用于血管畸形出血。注射部位一般在出血部位的周围及裸露血管旁,注射点2~4点,每点1~2ml,至周围黏膜肿胀变白,出血停止。⑤多技术联合止血。联合止血有金属夹联合注射硬化剂止血、金属夹联合尼龙绳套扎、局部喷洒止血药物联合电凝止血、金属夹联合电凝止血等。该两例患者由于出血量较少,内镜检查发现创面为活动性渗血,因此采用电凝止血。但APC存在电灼过度,肠壁穿孔的风险,因此在操作过程中,应严格控制电凝时间,以出血停止为宜,切勿人为增加电凝时间。电凝结束后需观察一段时间,确定创面渗血停止后方可结束修补,术后还需密切观察患者腹部情况,判断是否存在电凝引起的术后穿孔可能。

【病例4】

患者,女,59岁,因"肠镜发现结肠多发息肉1个月"入院。肠镜见肝曲和距肛缘20cm分别见1.5cm和1.2cm有蒂息肉,予EMR电切。术后予禁食、止血药物静注、补液对症治疗。术后第1天中午出现患者鲜血便,量约500ml,予止血补液治疗。至晚上18点再次便血,量约600~800ml,伴短暂意识丧失。肠镜探查,见肝曲处创面局部少量渗血,予去除金属夹,用热活检钳电凝止血,退镜至距肛缘20cm,见创面少量渗血,予去除金属夹,热活检钳电凝止血,重新金属夹夹闭创面(图7-47)。

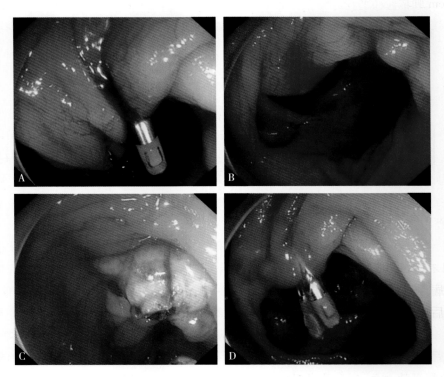

图7-47 肠镜下止血

A.创面见少量渗血;B.去除金属夹;C.热活检钳电凝止血;D.金属夹重新夹闭创面

止血后复查血常规,血红蛋白 100g/L,红细胞 3.36×10^{12}/L,白细胞 5.29×10^9/L,中性 65.9%,住院观察一周后患者无不适主诉,复查:血红蛋白 94g/L,红细胞 3.16×10^{12}/L,白细胞 4.01×10^9/L,中性 63.1%,予出院。

患者 3 个月后复查肠镜,发现距肛缘 55cm 有一 1.2cm 息肉,带蒂,表面光滑,无充血糜烂,再次入院行 EMR 切除。术后予止血补液对症治疗,患者无不适主诉,于术后第 3 天出院。

术后病理:结肠管状腺瘤,伴上皮内瘤变低级别,两侧及基底切缘未见肿瘤累及。

【述评】

对于出血量较多的患者,在检查前应判断患者是否存在血流动力学异常或休克,并给予相应的抗休克和维持循环治疗,询问病史,进行体格检查和术前检查,必要时用 1000~2000ml 生理盐水灌肠。对于处于休克状态或生命体征不稳定的患者,必须纠正休克、维持生命体征平稳后才可进行内镜下止血治疗。条件允许时可静脉注射异丙酚,在全身麻醉的状态下进行止血;如不能进行静脉麻醉,可注射地西泮 5mg 镇静,联合静脉内推注解痉剂山莨菪碱 10mg,缓解患者紧张、焦虑的情绪,有助于止血顺利进行。48%~90% 的患者可通过急诊结肠镜诊断出血,但对结肠持续大量出血,内镜诊断不明确或内镜止血无效时,可选择行肠系膜动脉造影检查,以明确是否为大血管出血,必要时行外科手术修补。

【病例 5】

患者,男,65 岁,因"肠镜发现直肠息肉半个月"入院。肠镜见直肠距肛缘 8cm 可见一 2cm × 1.5cm 肿块,广基,中央溃疡形成,表面糜烂坏死,考虑 MT 可能性大,予活检(图 7-48)。

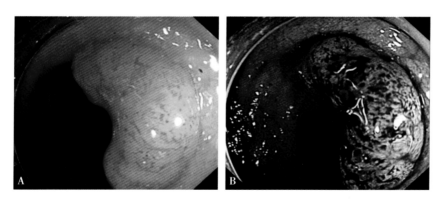

图 7-48　肠镜检查

A. 直肠肿块中央溃疡形成,表面糜烂坏死,考虑 MT 可能性大;B. 染色图片,示腺
管开口不规则,紊乱,局部糜烂坏死,考虑 MT 可能

术后病理示:管状腺瘤伴上皮内瘤变高级别。

一周后患者再次入院将肿块完整 ESD 切除(图 7-49)。术后予禁食、抗炎止血补液对症治疗。

至术后第 3 天患者诉解大便时有少量鲜血,无腹痛腹胀等不适感觉。查体:神清,热平,一般可,全腹平软,无压痛。予腹部及盆腔 CT 示:腹盆腔未见积液,未见气体,肝右叶小囊肿可能(图 7-50)。继续维持上述治疗,于术后第 5 天出院。

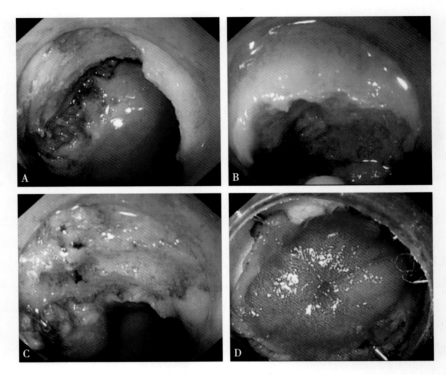

图 7-49　ESD 过程

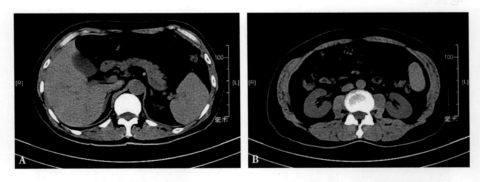

图 7-50　腹盆腔 CT 示:腹盆腔未见积液,未见气体,肝右叶小囊肿可能

　　术后病理示:直肠管状腺瘤伴上皮内瘤变高级别,局灶癌变,癌组织侵破黏膜肌层至黏膜下层,切缘未见癌组织累及。

　　出院后第 4 天,患者诉血便三次,再次来我院急诊,血常规示:血红蛋白 150g/L,红细胞 4.5×10^{12}/L,白细胞 5.76×10^9/L,中性 69.6%,行肠镜探查,见距肛缘 8cm 创面处,局部有活动性渗血,予热活检钳电凝止血(图 7-51),出血停止后患者离院,现该患者仍在严密随访中。

【述评】

　　该例患者病理诊断为:管状腺瘤伴上皮内瘤变高级别,局灶癌变,癌组织侵破黏膜肌层至黏膜下层,切缘未见癌组织累及。此类病灶在手术过程中剥离深度一般较深,发生出血的

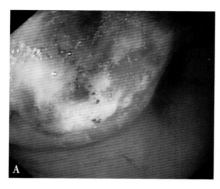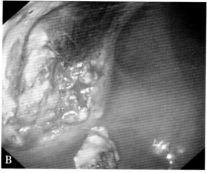

图 7-51　电凝止血

A. 创面局部活动性渗血；B. 经电凝止血，出血停止

可能性也较高，个别病例还会出现穿孔的情况，因此此类病灶对手术操作者要求较高，若出现出血情况，适合用 1∶1000 冰去甲肾上腺素生理盐水冲洗，或局部喷洒止血药联合 APC 进行治疗，可成功止血。由于该例患者病灶浸润至黏膜下层，存在复发风险，因此应对患者进行宣教，培养其定期复查肠镜的意识。一般术后 3 个月复查肠镜，观察创面情况以及是否复发，若无异常推荐每 6 个月复查一次，连续 3 次无异常后可延长至 1 年一次，定期随访对于此类浸润深度较深的病例十分重要。

三、电凝综合征

（一）发病原因及围术期处理

电凝综合征多见于大肠内镜手术后患者，因肠壁较薄，术中即使未见明显穿孔，但切除层次达到固有肌层，由于术中止血，电凝时间过长，术者未加注意，未行合理的修补措施，术后可发生部分肌束烫伤、迟发性坏死，甚至小穿孔，患者常出现腹痛腹胀，甚至可及腹膜炎体征，伴发热等迟发性穿孔症状。但一般并无影像学阳性表现。该类患者即使有部分肠壁穿孔，但一般范围较小，肌层收缩，一般经禁食、胃肠减压、抗生素使用，辅以芒硝腹部外敷，经 3 至 5 天，均能缓解，不需要开腹手术修补。

（二）病例讨论

【病例 1】

患者，女，58 岁，因"发现结肠息肉 1 个月"入院，肠镜见结肠距肛缘 17cm 一直径约 2cm 亚蒂息肉，予 ESD 切除，术后予热活检钳烧灼创面，用金属夹闭合创面。术后胃肠减压，予禁食，抗炎（头孢呋辛 + 甲硝唑）、止血对症治疗。

术后第 1 天患者体温 37.8℃，伴腹痛，无恶心呕吐。查体：脐周可及压痛，无肌紧张及反跳痛。继续禁食、胃肠减压、抗炎止血治疗。术后第 2 天患者体温平，但下腹痛明显，查体：神清，全腹平，脐周及下腹部压痛明显，伴轻度肌紧张，无反跳痛。继续胃肠减压、禁食、加强抗炎对症治疗，芒硝腹部外敷。

术后第 3 天患者体温 38℃，伴下腹痛，腹胀。查体：神清，全腹平，下腹部可及压痛，伴轻度肌紧张,无反跳痛,继续维持原治,保持胃管通畅。

至术后第 5 天患者肛门排气,腹痛明显缓解,仍有少许腹胀,体温仍有 38℃,查体:神清,全腹平软,无明显压痛。继续禁食,拔除胃管,抗炎对症支持治疗。至术后第 7 天患者体温平,无腹痛腹胀,予出院。该患者考虑电凝综合征。

术后病理:结肠绒毛状管状腺瘤,伴腺上皮中度异型增生。

【病例 2】

患者,女,73 岁,因"发现结肠多发息肉 1 个月"入院,肠镜见:肝曲可见一直径 1.2cm 息肉,予 ESD 切除;结肠一 0.8cm 息肉,予 EMR 切除;其余结肠内散在小息肉予 APC 电灼。术后予禁食、抗炎(头孢呋辛 + 甲硝唑)、止血补液对症治疗。

术后第 1 天下午患者体温升至 39℃,仍无明显腹痛,但有腹胀,伴腹泻,水样,黄褐色,继续头孢呋辛 + 甲硝唑抗炎、补液对症治疗。术后第 2 天患者体温降至正常,但仍有腹泻,查体全腹平,无压痛。继续禁食,抗炎对症治疗。

至术后第 3 天患者体温平,腹泻好转,腹部体征(-),予口服肠道抗生素出院。

术后病理:肝曲处息肉为绒毛状管状腺瘤伴腺上皮中度异型增生,灶性区中至重度异型增生,基底切缘未见肿瘤累及;巨检小息肉为黏膜慢性炎伴淋巴组织明显增生。

【病例 3】

患者,男,63 岁,因"肠镜发现结肠占位 1 个月"入院,肠镜见:距肛缘 60cm 一直径 2cm 扁平状肿块,表面无糜烂,较光滑,予 ESD 切除。术中局部创面较深,深达肌层,部分穿透浆膜层,予钛夹夹闭创面,患者腹部较鼓胀,予右侧麦氏点用穿刺针行穿刺放气。术后予禁食、胃肠减压,抗炎(头孢地嗪 + 甲硝唑)、止血补液对症治疗。

术后第 1 天患者诉腹痛腹胀,无便血。查体:神清,体温38.2℃,全腹平软,脐周可及压痛,无肌紧张及反跳痛。胃管引流 100ml,淡褐色。继续予抗炎(头孢地嗪 + 甲硝唑)、止血、生长抑素抑制消化液分泌、补液对症治疗,并用芒硝外敷腹部。

至术后第 2 天患者腹痛腹胀有所好转,无便血。查体:神清,热平,一般可,全腹平软,脐周仍可及压痛,无肌紧张及反跳痛,包块未及,予拔除胃管,继续禁食,并维持上述治疗,超声检查示:左侧少量胸腔积液,腹部及膈下未见明显积液。

至术后第 3 天患者腹痛腹胀消失。查体:神清,热平,一般可,全腹平软,无压痛。予饮水,停用抗生素和生长抑素,继续补液对症治疗,隔日开放流质饮食。术后第五天患者无不适主诉,一般情况可,予出院。

术后病理示:增生性息肉。

【述评】

造成息肉切除术后电凝综合征的常见因素包括:息肉较大;息肉起源于肌层,肌细胞导电,电凝时易穿透肠壁;圈套器未收紧,接触邻近肠壁;电流强度过大,电凝时间过长;右半结肠肠壁较薄,易传导热量。电凝综合征的治疗措施包括禁食、卧床休息、补液支持及抗生素预防感染。其临床表现与术后肠穿孔不易鉴别,须注意避免不必要的外科手术,但经上述治疗后症状不缓解或有加重趋势者应提高警惕,需以肠穿孔考虑行进一步治疗。因息肉电切术患者术前多行肠道准备,相对清洁,所以术后电凝综合征观察时间较为充裕,只要腹痛不扩散,抗生素有效,就不必手术,多可自愈。此3例患者在使用抗生素治疗后,体温都能降至正常,不出现反复,腹部体征基本趋向平稳。

为减少电凝综合征,我们建议:①肠镜检查发现宽基息肉,应行超声内镜检查,以明确组织起源;②圈套息肉时注意不要将周围正常黏膜套入,对带蒂息肉,套扎部位应在蒂中央,过于邻近蒂根部的套扎会增加电切后创面范围;③电切与电凝相结合,掌握合适电流强度和电凝时间;④肠息肉摘除后尤其创面较大或电凝时间较长者,应禁食、严密观察病情并预防性应用抗生素。

四、术后狭窄

内镜术后狭窄多见于食管病变术后,结直肠病变发生狭窄的可能性较低,一般在术后1个月发生,主要发生在病变范围较广,累及范围大于1/2圈的患者。狭窄患者出现的主诉多不典型,一般以便秘,腹痛为主,多数患者在使用导泻剂后症状可以缓解。部分术后较短时间内发生的狭窄可能是由于黏膜充血水肿尚未消除,或者黏膜修复仍未完成引起,若患者症状较轻,可以继续观察1~2个月,狭窄能自行缓解。部分狭窄是由于损伤部分肌层引起,多出现在病变范围较大,切除程度较深的患者中,此类狭窄是由于瘢痕组织形成引起,需要球囊扩张治疗。国外有研究表明,EMR较ESD容易发生狭窄,治疗范围超过管壁周径1/2,狭窄的发生率也会提高。需要警惕的是,术后复发也是狭窄可能因素,在行二次肠镜检查时要注意观察,必要时取活检以明确诊断。

病例讨论

【病例1】

患者,男,51岁,因"肠镜发现直肠息肉1周"入院,入院后行肠镜检查:距肛缘3cm,可见一侧向发育黏膜隆起,占肠腔2/3圈,边缘予氩气刀标记后,黏膜下注射生理盐水 + 肾上腺素 + 靛胭脂,钩刀进行边缘预切开,IT刀逐步大块、完整剥离病灶。创面可,未见明显出血,予氩气刀处理创面(图7-52)。切除标本8.8cm×6.2cm。术后患者返回病房,给予抗感染、止血、止酸等治疗,2天后患者一般情况可,予以出院。

术后病理:管状腺癌,分化Ⅱ级,癌组织浸润黏膜下层,基底切缘未见癌组织累及。

2个半月后,患者自述排便困难,无腹痛腹胀等体征,至我院门诊,复查肠镜:距肛缘4cm可见原手术瘢痕,管腔狭窄,予以气囊扩张(20mm),维持5分钟后,肠镜通过顺利(图7-53),后患者离院。现患者正处于密切随访中,尚无复发证据。

【述评】

该例患者切除面积较大,达8.8cm×6.2cm,占肠腔2/3圈,属于术后狭窄的较容易发生的人群。由于该患者初次病理提示癌组织浸润黏膜下层,二次肠镜检查应更加仔细观察狭窄处,必要时取活检以明确肿瘤是否复发,同时还应该对患者进行宣教,嘱其定期进行肠镜检查。对于结直肠术后狭窄病例,可以根据狭窄严重程度予以不同大小的球囊扩张,扩张过程应缓慢进行。若狭窄段瘢痕组织增生明显,可以考虑使用EMR切除部分瘢痕组织。一

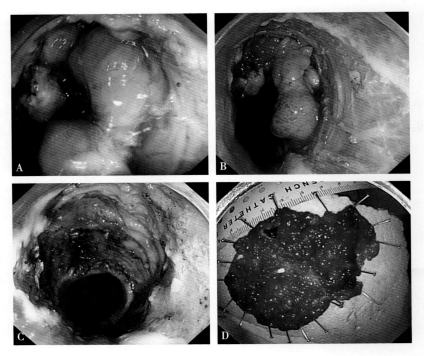

图 7-52　ESD 过程,创面较大

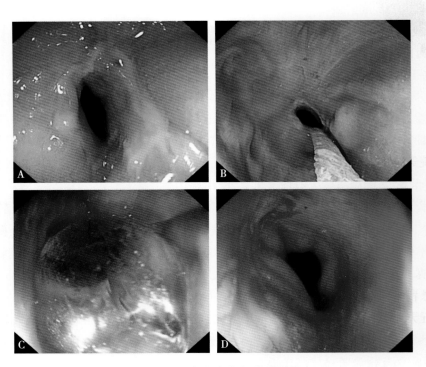

图 7-53　手术瘢痕狭窄,气囊扩张

A. 距肛缘 4cm 可见狭窄段;B. 沿狭窄段放入气囊;C. 气囊缓慢扩张;D. 扩张后狭窄段明显变宽

部分狭窄患者需要进行多次球囊扩张,一般都能达到治愈。

五、其他并发症

【病例 1】

患者,男,31 岁,因"肠镜检查术后腹痛 1 天"入院。患者于入院前 1 天在我院行肠镜检查,术后出现阵发性腹痛,以下腹部为明显,晚饭喝粥后加剧,至我院急诊,体温 37.6℃,查体:神清,全腹平,中下腹可及压痛,无反跳痛及肌紧张,肠鸣音无亢进,包块未及。血红蛋白 159g/L,白细胞 10.63×10^9/L,中性 64.8%,C 反应蛋白 10.2mg/L,腹部平片示:腹盆腔积液,未见游离气体(图 7-54)。予头孢替安、奥美拉唑等抗炎制酸补液治疗,无明显好转。遂收入院后予禁食、芒硝外敷腹部、抗炎(头孢替安 + 左氧氟沙星 + 奥硝唑)、止血、制酸补液对症治疗继续观察。

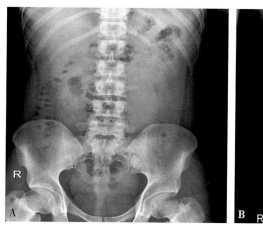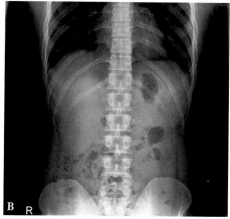

图 7-54　腹部平片示:腹盆腔积液,未见游离气体

入院第 2 天患者解黑便一次,量较少,后腹痛缓解,血常规:白细胞 7.84×10^9/L,中性 62.9%,C 反应蛋白 27.7mg/L,肝肾功能正常。继续禁食,抗炎补液对症治疗。

入院第 3 天患者神清,腹软,中下腹仍可及压痛,无反跳痛,腹部 CT 示肝脾、胰周及盆腔内见积液(图 7-55),在超声导引下行穿刺抽液,抽出 10ml 血性液体,并置管引流。查:白细胞 6.67×10^9/L,血红蛋白 93g/L,继续禁食,抗炎、止血(氨甲苯酸 + 凝血酶静脉滴注)、对症支持治疗,保持腹腔引流管通畅,做好剖腹探查准备。

后患者累计 24 小时引流出 635ml 血性液体,血压 120/80mmHg,血红蛋白 99g/L。至入院后第五天,患者腹痛减轻,查:红细胞 3.36×10^{12}/L,血红蛋白 102g/L,白细胞 7.41×10^9/L,24 小时累计引流出血性液体 20ml,予拔除引流管,予半流质饮食。

入院后第 7 天患者无不适主诉,超声检查示:下腹部未见明显无回声区,予出院,考虑肠镜检查过程中引起肠系膜撕裂,引起腹腔积液。

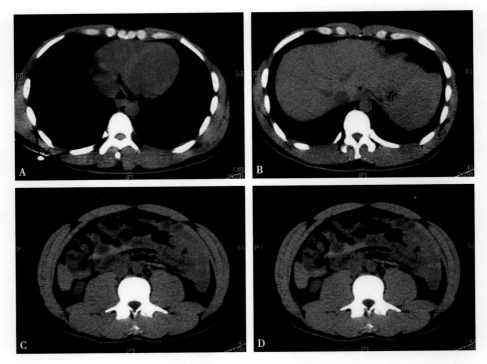

图 7-55　腹部 CT 示：肝脾、胰周及盆腔内见积液

【述评】

肠系膜撕裂为肠镜检查治疗中极少发生的并发症，在未麻醉情况下，若肠镜检查中对肠管进行牵拉引起的肠系膜损伤，患者往往能感觉到较明显的腹痛，从而引起操作者的注意。在麻醉情况下，患者无疼痛感觉，比较容易出现穿孔或肠系膜撕裂等并发症，因此从操作者角度而言，一定要遵循见腔进镜原则，在牵拉肠管时若阻力较大，可令助手对患者下腹部进行抬举，切勿暴力操作。同时，有报道称保持患者合适的镇静程度及肠腔的一定张力，使患者在一定疼痛及肠管牵拉时有肢动，同时由熟练的医护人员进行检查操作，能避免此类并发症的发生。肠系膜撕裂患者的腹膜炎体征可不明显，影像学诊断提示下腹部盆腔内存在积液，若积液较多，可以考虑穿刺引流，若引流液为血液则可诊断。在进行抗炎、止血、制酸补液对症治疗后，若引流量减少，复查血常规有所好转，可择期拔管出院；若患者出现严重低血容量性症状，如休克，严重贫血等，则考虑腹腔内大出血可能，应立即行剖腹探查修补。

（钟芸诗　任　重）

第八章 大肠黏膜下肿瘤

第一节 诊 断

一、大肠平滑肌瘤

(一) 主要特征

大肠平滑肌瘤较少见,相对于结直肠而言好发于直肠。大肠平滑肌瘤起源于肠壁固有肌层或黏膜肌层,可向肠腔内生长、肠腔外生长,或双向发展呈哑铃状,肠腔黏膜完整。具有恶性倾向,可浸润周围组织脏器或腹腔内种植播散,淋巴结转移较少见。

(二) 内镜形态

黏膜下半球形隆起,色调与周围正常黏膜相同,表面黏膜多光滑完整,顶部伸展无凹陷,基底部宽大(图 8-1)。肿块较大时表面黏膜可有溃疡形成。肿块质硬,活检时表面黏膜滑动,难以取得肿瘤组织。肿瘤较大时与平滑肌肉瘤难以鉴别。超声内镜下来源于黏膜肌层者第2、3层可见低回声肿块;来源于固有肌层者第4、5层可见低回声肿块。肿瘤直径 >3cm,内部呈不均质回声,边缘不光整,呈分叶状,应高度怀疑平滑肌肉瘤。

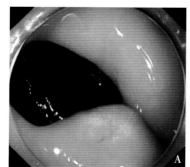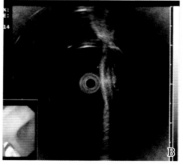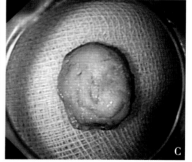

图 8-1 直肠平滑肌瘤
A. 直肠黏膜下隆起,基底部宽大;B. EUS 示病变起源于固有肌层;C. 内镜切除标本

二、大肠间质瘤

(一) 主要特征

结直肠较少见,一种起源于肠壁结缔组织前体细胞的间叶肿瘤,CD117 表达阳性,富于梭形、上皮样或多形细胞。间质瘤表现与平滑肌瘤相似,常需要行病理 CD117 免疫组织化学检测才能鉴别。间质瘤具有恶性倾向,Ⅰ期位于在肠壁内黏膜下或浆膜下;Ⅱ期向肠壁内外生长,肠腔内溃疡形成,肠腔外累及周围组织;Ⅲ期伴有远处转移,主要为肺、肝、骨的血行转移,少有淋巴结转移。最终诊断有赖于病理免疫组织化学结果。

(二) 内镜形态

与大肠平滑肌瘤相似(图 8-2)。

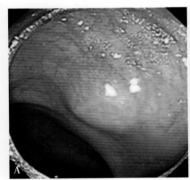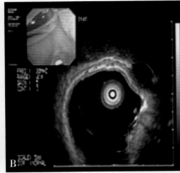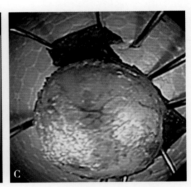

图 8-2　直肠间质瘤
A. 直肠黏膜下隆起;B. EUS 示病变起源于固有肌层;C. 内镜切除标本

三、大肠类癌

(一) 主要特征

类癌又称嗜银细胞癌,起源于肠黏膜腺管基底部的嗜银细胞(Kultschitzky 细胞),向黏膜下层生长,表现为黏膜下肿瘤。类癌为低度恶性肿瘤,早期多呈局限性浸润生长,转移较少;晚期可有直接浸润、血行转移和淋巴结转移。类癌较少见,在大肠恶性肿瘤中占 1.0% 左右。在结直肠好发于阑尾、直肠,盲升结肠,内镜下表现为黏膜下肿块,活检不易取得肿瘤组织。

(二) 内镜形态

1. 阑尾类癌　占阑尾肿瘤的 80% 左右,是消化道类癌最好发的部位。多数类癌位于阑尾头部,体积小,无症状,在阑尾手术时被偶尔发现。少数类癌位于阑尾根部,内镜下阑尾开口处见一黏膜下小结节,质硬,表面黏膜光滑。

2. 直肠类癌　多位于直肠距肛缘 8cm 以下,肿瘤大小多在 0.5~1.0cm,>2cm 的少见。肿瘤呈类圆形隆起性结节,基底部宽广,灰白或橘黄色,表面黏膜光滑完整,质硬,可推动。内镜超声显示为黏膜层低回声类圆形肿块,边缘清晰光滑(图 8-3),可了解有无局部淋巴结转移。一次活检确诊率不高,常需多次活检或肿块切除后,明确病理诊断。

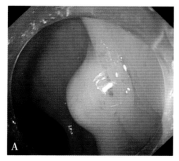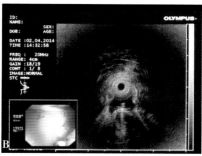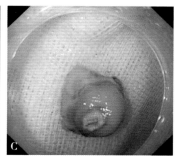

图 8-3　直肠类癌

A. 直肠黏膜下隆起；B. EUS 示病变起源于黏膜层；C. 内镜切除标本

3. **结肠类癌**　多见于盲升结肠，呈半球形息肉，广基，表面光滑，中央部常见脐形凹陷，肿块较大时黏膜可有溃疡。内镜超声类似直肠类癌，病理诊断常需多次深部活检。

四、大肠脂肪瘤

（一）主要特征

在大肠黏膜下肿瘤中脂肪瘤最常见，属良性肿瘤。脂肪瘤可发生于全消化道，而以大肠较多见，且多位于盲肠和升结肠。通常位于黏膜下，一般单发。临床上常无特异表现。

（二）内镜形态

黏膜下有蒂或无蒂黏膜下隆起，直径 1~3cm 不等，多 >2cm。黄色调，半透明，活检钳压迫出现压痕（图 8-4）。反复活检一处可出现黏膜下层的黄色脂肪。EUS 下可见黏膜下层的高回声肿块，后方伴声影。

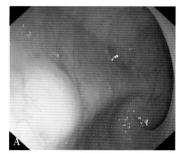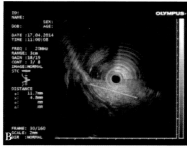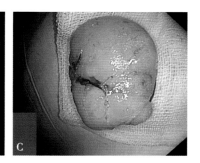

图 8-4　结肠黏膜下脂肪瘤

A. 结肠黏膜下隆起；B. EUS 示病变起源于黏膜下层，高回声，后方伴声影；C. 内镜切除标本

五、大肠淋巴管瘤

（一）主要特征

也称大肠囊肿，好发于右半结肠，多发生于中老年人。淋巴管瘤可为单房性或多房性，肿瘤表面为淋巴管内皮，内充满淋巴液。组织学上分为单纯性、海绵状和囊胞性 3 种。

（二）内镜形态

呈半球状广基性隆起,表面黏膜光滑完整,色调透明或苍白,质软,有囊性感,活检钳压迫出现压痕,酷似内镜黏膜切除术中黏膜下注射后的黏膜像。EUS下黏膜下层低回声或无回声肿块,有时肿块内部可见分隔(图8-5)。应用活检钳钳破囊壁或应用针形切开刀行囊壁开窗,无色、清亮液体即可流出。

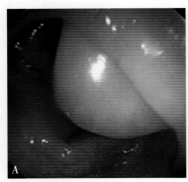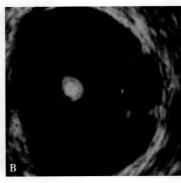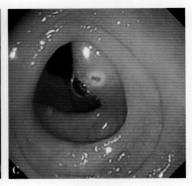

图 8-5　盲肠黏膜下淋巴管瘤

A. 升结肠黏膜下隆起,色调透明;B. EUS 示病变起源于黏膜下层,无回声;C. 针形切开刀囊壁开窗,无色液体流出,肿块缩小

第二节　治　　疗

一、尼龙绳结扎

尼龙绳结扎术首先被应用于息肉的内镜下治疗,有报道尼龙绳结扎术用于治疗黏膜固有基层来源的黏膜下层肿瘤是安全有效的,与直接电切术相比,尼龙绳结扎技术有效减少了出血与穿孔的危险。它是移用食管静脉曲张套扎的治疗方法,通过结扎使病灶的血流供应中断,局部发生坏死脱落而达到治疗目的。尼龙绳结扎时应注意圈套时保证关闭紧密,以防脱落,但是不能用力过猛,避免机械性切割造成大出血,要以瘤体变色及助手的用力程度来判断;结扎过浅过少可能导致治疗失败,肿瘤残留。但此方法先应用较少,多配合其他方法进行。

二、大肠黏膜下层病变的内镜黏膜切除术与内镜黏膜分片切除术

由于黏膜下层病变位置较深,直接进行 EMR 术难以完整切除病灶,因此国内多采用套扎联合圈套器电切来处理黏膜下层肿瘤。具体操作方法与治疗息肉的 EMR 方法相似,区别在于形成液体垫后,先以套扎器套扎瘤体的基底部,用活检钳将橡胶圈反复提拉几次,以确保不将固有肌层套扎,后再圈套器置于橡胶圈上缘进行电切(图8-6)。瘤体较大时可选用 EPMR 直至将整个瘤体切除干净。但是 EMR 缺点在于处理黏膜下肿瘤完全切除率较低,而

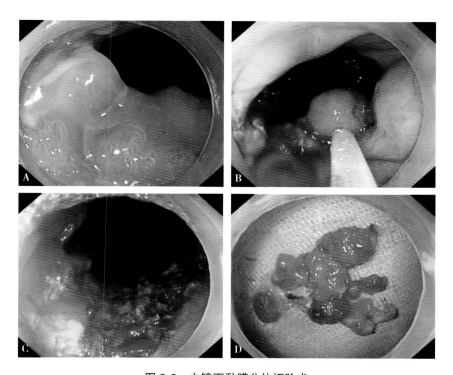

图 8-6　内镜下黏膜分片切除术

A. 结肠镜检查至直肠距肛缘 3cm，可见一 3.0cm 绒毛状占位，广基，抬举征（－），无充血、糜烂；B. 予以圈套器分片电切；C. 创面予氩气刀烧灼；D. 切除标本

EPMR 由于标本破碎难以进行病理学检查。

三、大肠黏膜下层病变的内镜下黏膜下剥离术

对于大肠黏膜下层病变的治疗，内镜下高频圈套电切和尼龙绳结扎在临床上已获得了广泛应用。但圈套电切时圈套器易滑脱，难以一次完整地切除病灶，肿瘤残留、出血及穿孔等并发症发生率高，尼龙绳结扎治疗则不能获得病理诊断资料。近年来，随着内镜器械的发展和内镜治疗技术的进步，ESD 治疗大肠 SMT 在国内逐步开展（图 8-7）。具体操作方法在大肠息肉的 ESD 治疗中已经提出，这里不再赘述。

在使用 ESD 治疗 SMT 时的要点有如下几点：①掌握一定操作和诊断技巧的内镜医师在术前使用色素内镜和超声内镜可有效鉴别病变的良恶性。②在手术过程中，需在黏膜下注射生理盐水并观察抬举征，若黏膜下层以下出现癌浸润，或癌巢周边纤维化，肿瘤纤维化部分和固有肌层之间易并发粘连，则黏膜下注射生理盐水后病变抬举不明显（即抬举征阴性），列为 ESD 禁忌证。判断病灶的可切除性可从局部注射后肿瘤与固有肌层之间分离难易度得出；③注射盐水一定要够量，并及时重复注射追加，使黏膜层与固有肌层分开，从而降低高频电对肌层的损伤，特别是较大肿瘤病灶需要电切时间长，生理盐水吸收后及时重复黏膜下注射，否则容易损伤肌层而出血或穿孔，可见黏膜层与固有肌层的分离是否充分非常重要。

隧道,应尽可能选择口径较细的内镜进行操作。我们选择有冲水功能的治疗用肠镜 PCF.Q260JI 或者使用直径较小的胃镜 GIF.H260 代肠镜进行操作。③因后腹膜气肿及皮下气肿一旦发生,很难通过穿刺快速引流,因此,在条件许可下应尽量选择 CO_2 送气,以减少患者术后皮下气肿和腹胀等不适症状。④与上消化道 STER 手术不同,直肠术后无法留置胃管引流,因此,术后需保持粪便量少、质软而排出通畅,尽量避免因大便干结而排出困难等引起创面撕裂,甚至造成感染。⑤隧道手术应尽力避免黏膜面的穿孔,而直肠术后即使发生穿孔并导致瘘或感染,一般也不会发生腹膜刺激征,病情相对上消化道更加隐匿而难以判断,术后应由有经验的医生仔细观察患者下肢、臀部、会阴部及肛周的情况,结合生命体征及白细胞等参考,必要时可行 CT 检查帮助判断。

五、双镜联合大肠肿瘤切除术

　　和胃壁相比,大肠壁较薄,特别当肿瘤较大时,单靠内镜难以切除,并且穿孔、出血发生可能性较高。此外,如患者合并有不适合电刀切除的疾病如安装起搏器等;病变虽为良性但是需要定期复查,患者又不愿意反复内镜检查或开胸、开腹手术时;腹腔镜手术时肿瘤较小,难以寻找;病变部位难于准确定位;患者除患有消化道疾病还合并有其他部位疾病需要联合手术者,都给内镜治疗带来了困难。因此,内镜腹腔镜双镜联合治疗孕育而生。

　　双镜联合治疗的优势:单一的方法都存在缺陷,将腹腔镜和内镜联合手术,可以充分发挥各自的优势,取长补短。双镜联合手术包括腹腔镜辅助内镜下切除术和内镜辅助腹腔镜下切除术。前者可以在腹腔镜的辅助下,对一些受内镜视角限制不能切除的隐蔽部位肿瘤,通过牵拉、抓持、推挡等动作使肿瘤得以更好的暴露而便于内镜下切除,一旦出现或可能出现穿透性的损伤或并发出血、穿孔时,能及时予以缝扎修补治疗,大大降低了内镜下操作难度,减少了并发症风险,提高了内镜下切除的安全性。而后者在内镜的帮助下,可以准确定位,选择恰当的手术范围,减少治疗创伤,达到了减少不必要创伤及避免过度治疗的目的。双镜联合下手术,当病理证实为恶性时,可追加根治性手术而不必中转开腹。这样,将开放手术变为腔镜手术,将内镜变为兼有诊断与治疗作用的内镜检查及手术,既保证了对疾病的有效治疗,又避免了不必要的创伤,具有病灶定位准确、损伤小、恢复快的优点。患者通过术中结合内镜,准确定位,使手术顺利完成,无中转开腹,无出血、穿孔等并发症出现。

　　双镜联合手术微创治疗胃肠道肿瘤特别是早期肿瘤,安全有效,并进一步拓展了微创外科技术的应用领域。腹腔镜与内镜联合手术的潜在优势值得广大医生探索和推广。

第三节　常见并发症的防治

一、穿孔

(一) 发病原因与围术期处理

　　关于治疗结直肠黏膜下肿瘤发生穿孔的围术期处理,与结直肠肿瘤相同,在此不再赘述,见第七章第三节。需要注意的是,由于结直肠黏膜下肿瘤位置更深,接近固有肌层,操作者若损伤固有肌层极易出现出血,严重时发生穿孔。因此在治疗前,对病灶进行超声内镜检查以明确其大小、深度等情况尤为重要。在操作时对出血点及时处理,反复的黏膜下注射有助于预防穿孔,更重要的是,在手术过程中要保持耐心,操之过急往往会增加穿孔发生的几率。

(二)大肠黏膜下肿瘤穿孔病例分析

【病例】

患者,男,61岁,因"肠镜发现结肠占位1周"入院。入院后完善术前准备行腹腔镜肠镜联合手术。术中见肿块位于距离肛缘20cm,直径约0.5cm,呈扁平状,广基,在肠镜下行ESD切除,因病变累及浆膜层,予腔镜下行修补。术后禁食,胃肠减压,抗炎(左氧氟沙星+甲硝唑)、对症补液治疗。

术后第1天患者诉腹胀,无恶心呕吐,胃管腹腔引流管引流通畅,至下午患者腹胀加剧,伴轻度腹痛,查体:神清,体温38.1℃,全腹膨隆,腹部可及压痛,伴轻度肌紧张。血常规:白细胞 18.95×10^9/L,中性92.8%,予腹部立卧位平片示:肠梗阻,右膈下少许游离气体(图8-9)。予肠镜探查,见肠腔积气,予肠镜下抽气,患者腹胀有所缓解,予继续吸氧、胃肠减压、禁食、芒硝腹部外敷、抗炎对症补液治疗。

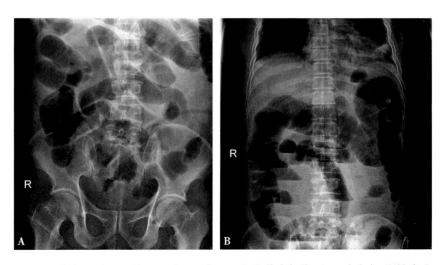

图8-9　腹部立卧位平片示:肠梗阻,右膈下少许游离气体,左下肺病变,慢性炎症可能大

至术后第2天患者排气,腹胀缓解,查体:全腹略膨隆,腹软,无压痛,无反跳痛,叩诊呈鼓音,继续禁食、胃肠减压、补液支持治疗。至术后第3天患者无特殊不适主诉,予拔除胃管。

术后第4天复查腹部、盆腔CT平扫+增强,示:小肠不全性梗阻(图8-10),血常规:白细胞 12.45×10^9/L,中性85.2%。

至术后第6天患者无发热,无腹痛腹胀,腹腔引流管通畅,予开放半流质饮食,并拔除腹腔引流管,隔日患者出院。

术后病理:距肛缘20cm黏膜慢性炎。

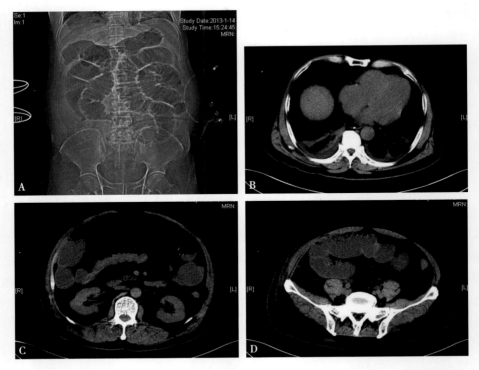

图 8-10　腹部、盆腔 CT 示：小肠不全性梗阻，两侧少量胸腔积液伴两下肺节段性不张

【述评】

其实对于 SMT 的治疗目前仍然存在争议，但对于有恶性潜质的肿瘤或有症状的良性肿瘤，还是应该内镜下或常规手术切除；对于不能明确性质的 SMT，如果患者精神压力大，或随访依从性差，强烈要求治疗的，也应该给予微创切除，获取病理，明确诊断。我内镜中心，以 ESD 为特色，通常选择 ESD、ESE、EFR、STER 等来治疗 SMT。但对于来源于结肠固有肌层的病变，虽然我内镜中心也有使用 EFR 技术成功治疗的案例，但单纯内镜切除术后容易有粪质外漏，伴发腹膜炎，故仍然建议联合腹腔镜治疗。腹腔镜辅助治疗的优势是：可以分离浆膜侧组织和血管；监测浆膜侧情况，避免损伤重要血管和邻近脏器；可以在缺损形成，消化道充气不足造成视野不清时，辅助切除肿瘤；完成全层切除后，辅助缝合全层切除后的消化道缺损；进行冲洗，预防腹腔感染；冲洗液找肿瘤细胞，评估是否在术前或术中发生腹腔种植；放置引流管，方便观察和处理腹腔感染或修补处渗漏；可以发现肿大淋巴结，并进行前哨淋巴结的清扫或活检等。

该例患者由于肿块累及浆膜层，在进行 ESD 切除后我们给予腹腔镜修补，总体而言患者出现的穿孔病程较短，程度也较轻，在使用保守治疗 3 天后病情缓解。对于穿孔的处理在前一章节已经进行了详细的描述，这里不再赘述。值得讨论的是，此类患者若不进行双镜联合治疗，修补创面，只在内镜下用钛夹等进行修补，术后发生穿孔的可能性会相当高，病程也会有所延长。我们建议来源于黏膜下层或固有肌层的，直径在 2cm 以下的肿瘤，适合在内镜下切除的，但单纯内镜切除风险较大的患者，适合进行双镜联合治疗。对于肿块直径在 2cm

以上的患者,还是建议直接选择外科手术,减少内镜手术后出现严重并发症的风险。

二、出血

(一)围术期处理

大肠黏膜下层肿瘤与大肠息肉相比,因大肠的壁较薄,肿瘤接近固有肌层,更加容易出现术中出血。因此操作者在术中应分清解剖层面,细心操作,必要时改变体位,发现较大血管时及时电凝或夹闭止血,如发生出血,应及时清洗创面,明确出血点后进行止血,可选用8%冰去甲肾上腺素反复冲洗或于附近黏膜下进行注射。同样应避免过度通电进行电凝止血,这会导致迟发性穿孔,对于患者而言非常危险。因此,使用金属止血夹止血仍然是积极、有效、安全的止血方法。

术后当天患者应禁食,补液,止血药物静脉滴注,同时并密切观察腹部体征及排便情况。如出现便血,若出血量较少,则密切观察,继续上述保守治疗。如便血较多,出现次数较多,色鲜红,则需及时肠镜检查,如发现有活动性渗血,应及时止血。止血前先将肠腔及创面冲洗干净,用热活检钳电凝止血,注意避免灼伤肠壁。也可用金属钛夹夹闭出血部位,必要时配合尼龙绳套扎,均达到很好的止血效果。

(二)大肠黏膜下肿块出血病例分析

【病例】

患者,男,41岁,因"肠镜发现直肠黏膜下肿块1周"入院,肠镜见直肠距肛缘4cm至6cm黏膜下肿块,呈长条形,表面光滑,边界清,行ESD切除。术后当晚9点,患者便鲜血便三次,每次量约20ml,伴头晕,大汗淋漓,血压心率正常,即刻行肠镜探查,见创面有活动性出血,予热活检钳电凝止血(图8-11)。术后予禁食、补液止血药物、头孢替安 + 奥硝唑抗感染治疗。

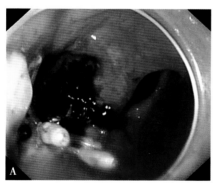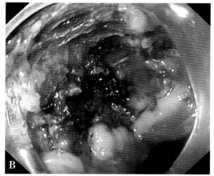

图 8-11　电凝止血

A.创面见血痂形成,伴局部活动性渗血;B.经电凝止血后渗血停止

术后第1天,患者体温38℃,诉下腹部胀痛,无便血。查体:神清,全腹平,下腹部可及压痛,无肌紧张,包块未及,行腹部CT平扫示腹盆腔较多游离积气,左侧结肠旁沟及盆腔左半部渗出、少量积液、右侧腹壁下积气。继续禁食、补液、止血药物静脉注射,头孢曲松 + 奥

硝唑抗感染治疗。

术后第 2~3 天,患者午后体温 37.8~38℃,仍有下腹部胀痛,无便血、腹泻等症状,继续禁食、补液、头孢曲松 + 奥硝唑抗感染治疗。后患者逐渐好转,于术后第 6 天出院。

【述评】

黏膜下肿瘤术后出血的处理方法与息肉处理方法相同,应根据创面不同的出血情况采用不同的止血方法,具体参照前一章节。需要注意的是,由于黏膜下层存在较多的血管,术中需有意识地预防或避免出血,操作时应当更加谨慎,对于剥离过程中发现的较小黏膜下血管出血,可直接电凝止血,对于较大的黏膜下血管出血,可辅助冰去甲肾上腺素盐水冲洗以明确出血部位,同时尝试钛夹钳夹止血。另外,始终保持黏膜下层剥离过程中视野清晰以及明确解剖层次是避免发生出血的关键。

三、电凝综合征

黏膜下层肿瘤电凝综合征病例分析

【病例】

患者,女,52 岁,因"肠镜发现结肠肿块 2 年"入院。肠镜见距肛缘 30cm 一 2.5cm 肿块,表面光滑,边界清,予 ESD 切除。术后予禁食、止血、补液对症治疗。

术后第 1 天(5 月 31 日)午后患者出现发热,伴腹痛腹胀,查体:神清,体温 38.9℃,全腹平,脐周可及压痛,伴轻度肌卫,包块未及,查:白细胞 1.2×10^9/L,中性 92.3%,予抗菌(头孢呋辛 + 甲硝唑)补液治疗,芒硝外敷腹部。至术后第 2 天患者诉脐周疼痛,无恶心呕吐。查体:神清,体温 37.4℃,全腹平,脐周仍可及压痛,无明显反跳痛及肌紧张。午后患者体温再次上升,达 39.2℃。行超声检查示:双侧胸腔少量积液,左侧 15mm,右侧 9mm,予以调整抗生素为头孢曲松 + 甲硝唑。

至术后第 3 天,患者午后体温再次升至 38.8℃,查:白细胞 10.1×10^9/L,中性 81%,继续维持原治。术后第五天患者排气,腹痛腹胀明显好转,腹部体征(一)予饮水、补液对症治疗,并停止使用抗生素,隔日患者出院。

术后病理:乙状结肠黏膜下脂肪瘤。

【述评】

电凝综合征多由于黏膜下肿瘤接近固有肌层,在手术过程中不慎损伤该层次,出现出血。虽然术中未见明显穿孔,但由于术中止血电凝时间过长,发生部分肌束烫伤,迟发性坏死,甚至小穿孔,患者常在术后出现腹痛腹胀,甚至可及腹膜炎体征,伴发热等迟发性穿孔症状。但一般并无影像学阳性表现。该类患者即使有部分肠壁穿孔,但一般范围较小,肌层收缩,一般经禁食、胃肠减压、抗生素使用,辅以芒硝腹部外敷,经 3~5 天,均能缓解,不需要开腹手术修补。因此在对黏膜下层肿瘤进行切除时,应始终保持视野清晰,由于接近固有肌层,使用电凝时要控制时间,以出血停止为标准,减少人为的时间增加,同时应分清解剖层次,减少对固有肌层的损伤。

(钟芸诗　蔡世伦)

参考文献

1. Miyamoto H, Oono Y, Fu K L, et al. Morphological change of a laterally spreading rectal tumor over a short period. BMC Gastroenterol, 2013, 13:129.

2. Wei Gong, Si-De Liu, Fa-Chao Zhi, et al. Endoscopic submucosal dissection for colorectal laterally spreading tumors, 2012, 29:255-258.

3. 龚伟,刘思德,智发朝等.内镜黏膜下剥离术治疗大肠侧向发育型肿瘤的探讨.中华消化内镜杂志,2012,29(5):255-258.

4. Shibagaki K, Amano Y, Ishimura N, et al. Magnification Endoscopy With Acetic Acid Enhancement and a Narrow-Band Imaging System for Pit Pattern Diagnosis of Colorectal Neoplasms. J Clin Gastroenterol, 2014, [Epub ahead of print]

5. Ibrahim A, Barnes D R, Dunlop J, et al. Attenuated familial adenomatous polyposis manifests as autosomal dominant late-onset colorectal cancer. Eur J Hum Genet, 2014, [Epub ahead of print]

6. Conrad K, Roggenbuck D, Laass M W. Diagnosis and classification of ulcerative colitis. Autoimmun Rev, 2014, 13:463-466.

7. Laass M W, Roggenbuck D, Conrad K. Diagnosis and classification of Crohn's disease. Autoimmun Rev, 2014, 13:467-471.

8. Labianca R, Nordlinger B, Beretta G D, et al. Early colon cancer: ESMO Clinical Practice Guidelines for diagnosis, treatment and follow-up. Ann Oncol, 2013, 24 Suppl 6: i64-i72.

9. Sweetser S, Baron TH. Non-lifting sign from cold biopsy of sessile serrated polyp. Gastrointest Endosc, 2013, 78: 167, 167-168.

10. Horiuchi Y, Chino A, Matsuo Y, et al. Diagnosis of laterally spreading tumors (LST) in the rectum and selection of treatment: characteristics of each of the subclassifications of LST in the rectum. Dig Endosc, 2013, 25:608-614.

11. Xu M D, Wang X Y, Li Q L, et al. Colorectal lateral spreading tumor subtypes: clinicopathology and outcome of endoscopic submucosal dissection. Int J Colorectal Dis, 2013, 28:63-72.

12. Kaltenbach T, Soetikno R. Endoscopic resection of large colon polyps. Gastrointest Endosc Clin N Am, 2013, 23:137-152.

13. Zhong D D, Shao L M, Cai J T. Endoscopic mucosal resection vs endoscopic submucosal dissection for rectal carcinoid tumours: a systematic review and meta-analysis. Colorectal Dis, 2013, 15:283-291.

14. Yoshida N, Naito Y, Inada Y, et al. Endoscopic mucosal resection with 0.13% hyaluronic acid solution for colorectal polyps less than 20mm: a randomized controlled trial. J Gastroenterol Hepatol, 2012, 27:1377-1383.

15. Shiga H, Endo K, Kuroha M, et al. Endoscopic submucosal dissection for colorectal neoplasia during the clinical learning curve. Surg Endosc, 2014, 28:2120-2128.

16. Nawata Y, Homma K, Suzuki Y. Retrospective study of technical aspects and complications of endoscopic submucosal dissection for large superficial colorectal tumors. Dig Endosc, 2014, 26:552-555.

17. Hayashi N, Tanaka S, Nishiyama S, et al. Predictors of incomplete resection and perforation associated with endoscopic submucosal dissection for colorectal tumors. Gastrointest Endosc, 2014, 79:427-435.

18. Harada A, Gotoda T, Fukuzawa M, et al. Clinical impact of endoscopic devices for colorectal endoscopic submucosal dissection. Digestion, 2013, 88:72-78.

19. Shi X, Shan Y, Yu E, et al. Lower rate of colonoscopic perforation: 110,785 patients of colonoscopy performed by colorectal surgeons in a large teaching hospital in China. Surg Endosc, 2014, 28:2309-2316.

20. Perez-Cuadrado-Robles E, Flores-Pastor B, Bebia P, et al. Endoscopic management of a perforation during diagnostic colonoscopy using ovesco clip. Cir Esp, 2014, [Epub ahead of print]

21. Dehal A, Tessier D J. Intraperitoneal and extraperitoneal colonic perforation following diagnostic colonoscopy. JSLS, 2014, 18: 136-141.

22. Blotiere P O, Weill A, Ricordeau P, et al. Perforations and haemorrhages after colonoscopy in 2010: a study based on comprehensive French health insurance data (SNIIRAM). Clin Res Hepatol Gastroenterol, 2014, 38: 112-117.

23. Byeon J S. Colonic Perforation: Can We Manage It Endoscopically. Clin Endosc, 2013, 46: 495-499.

24. Broeders E, Al-Taher M, Peeters K, et al. Verres Needle Desufflation as an Effective Treatment Option for Colonic Perforation After Colonoscopy. Surg Laparosc Endosc Percutan Tech, 2014, [Epub ahead of print]

25. Makarawo T P, Damadi A, Mittal V K, et al. Colonoscopic perforation management by laparoendoscopy: an algorithm. JSLS, 2014, 18: 20-27.

26. Heianna J, Miyauchi T, Yamano H, et al. Management of angiogram-negative acute colonic hemorrhage: safety and efficacy of colonoscopy-guided superselective embolization. Tech Coloproctol, 2014, 18: 647-652.

27. Jammal M, Valesky W, Das D, et al. Subcapsular liver hematoma after colonoscopy diagnosed by emergency department bedside ultrasonography. J Emerg Med, 2013, 45: 598-601.

28. Dray X, Camus M, Chaput U. Endoscopic management of complications in digestive surgery. J Visc Surg, 2013, 150: S3-S9.

29. Belvedere B, Frattaroli S, Carbone A, et al. Anastomotic strictures in colorectal surgery: treatment with endoscopic balloon dilation. G Chir, 2012, 33: 243-245.

30. Jovanovic I, Cvejic T, Popovic D, et al. Endoscopic removal of pedunculated leiomyoma of the sigmoid colon (case report and literature review of dignostic and treatment options). Acta Chir Iugosl, 2006, 53: 87-89.

31. Theodoropoulos D G. Gastrointestinal tumors of the colon and rectum. Clin Colon Rectal Surg, 2011, 24: 161-170.

32. Murray S E, Lloyd R V, Sippel R S, et al. Clinicopathologic characteristics of colonic carcinoid tumors. J Surg Res, 2013, 184: 183-188.

33. Kim M S, Hur H, Min B S, et al. Clinical outcomes for rectal carcinoid tumors according to a new (AJCC 7th edition) TNM staging system: a single institutional analysis of 122 patients. J Surg Oncol, 2013, 107: 835-841.

34. Kulkarni J, Bhat N, Pai S A. Cystic lymphangioma of the colon. Indian J Gastroenterol, 2009, 28: 197.

35. Nishida T, Kawai N, Yamaguchi S, et al. Submucosal tumors: comprehensive guide for the diagnosis and therapy of gastrointestinal submucosal tumors. Dig Endosc, 2013, 25: 479-489.

36. Sato Y, Onuma H, Okubo S, et al. A case of colon cancer resembling submucosal tumor with ossification. Nihon Shokakibyo Gakkai Zasshi, 2007, 104: 678-683.

37. Goto O, Uraoka T, Horii J, et al. Expanding indications for ESD: submucosal disease (SMT/carcinoid tumors). Gastrointest Endosc Clin N Am, 2014, 24: 169-181.

38. Hu J W, Zhou P H, Yao L Q, et al. Submucosal tunneling endoscopic resection in the treatment of rectal submucosal tumors originating from muscularis propria. Zhonghua Wei Chang Wai Ke Za Zhi, 2013, 16: 1155-1158.

39. Kang W M, Yu J C, Ma Z Q, et al. Laparoscopic-endoscopic cooperative surgery for gastric submucosal tumors. World J Gastroenterol, 2013, 19: 5720-5726.

40. Tsujimoto H, Yaguchi Y, Kumano I, et al. Successful gastric submucosal tumor resection using laparoscopic and endoscopic cooperative surgery. World J Surg, 2012, 36: 327-330.